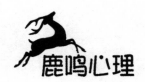

叙事调解:
用故事化解冲突

WHEN STORIES CLASH

Addressing Conflict with Narrative Meditation

[美] 杰拉尔德·蒙克

约翰·温斯莱德 —————— 著

李明

元雪晴

曹杏娥 ————————————— 译

重庆大学出版社

译丛总序

叙事心理：开启中国心理学的
一个新的篇章

近三十年来，国际临床心理学界有一种心照不宣的转向。那就是：对宏大理论的热情，逐渐让位于对临床实践的关切，让位于对个体独特性的尊重。学界对找到一个可以解释所有人的问题的全能理论，逐渐失去了往日的热忱，转而对如何开启每个人丰富的人生故事与生活的无限可能产生浓厚的兴趣，对如何借助每个个体对自己生活故事的独特解读，找到他们获得生活意义的途径，越来越重视。正是在这样一个心理学的"叙事转向"大背景下，叙事疗法应运而生。

心理治疗的大多数疗法发源于英美国家。心理学研究的对象也主要是白人中产阶级，所以这些疗法的文化根基是英美国家的价值体系。随着我国心理学的发展，心理健康问题越来越受重视，英美国家很多与心理健康相关的价值体系也随着心理治疗理论和实践被引入我国。因为这些理论和实践的背景是医学话语——带有浓厚的应用科学色彩，所以不容易让人和意识形态领域建立关联，从而关于价值观的"话语殖民"问题，学界起初重视不够。但是随着社会的进步，围绕着西方心理治疗体系的理想化光环逐渐淡去。人们发现很多经过西方多年临床实践检验的理论和实践，在我国临床实践中可能会出现意想不到的问题。很多在西方人看来不是问题的问题，在中国临床心理实践中十分常见；很多在西方很普遍的心理困扰，在中国又显得十分罕见。前者如"婆媳关系"问题，后者如"身份认同危机"。因此，中国临床心理学界急需涌现一些对文化差异高度敏感，重视本土文化对生活意义起重要作用的疗法。叙事心理实践正是这样一种取向。

叙事疗法发源于南澳大利亚的阿德莱德。这里风景优美，民风淳朴，人与人的关系融洽而且亲近。人们对那些远离生活的、抽象的心理学概念，似乎有一种天然的免疫力。生活在这里的人们和生活在悉尼那样的大城市里的人们对心理学的期待有很大不同。人与人之间，对彼此的体验更尊重，对彼此的生活故事也更愿意倾听。人们更愿意用幽默的方式处理严肃的生活主题。叙事理念发源于阿德莱德这样一种恬淡朴素的文化土壤，似乎并不奇怪。阿德莱德和我国山东省青岛市是友谊城市，两地有很多文化交流。其实，中国传统文化对朴实这种品质非常看重。山东人也以"朴实"为荣。

叙事疗法重视"地方性知识"（local knowledge），这一概念是由美国文化人类学家吉尔兹提出来的。"地方性知识"原本是指部落、村寨独有的阐释体系，后来其含义延伸到了特定社区乃至特定人群独有的观念框架和经验体系，或者说是理解发生的语境（context）。在心理咨询与治疗领域，这些特定群体可以以年龄区分，比如儿童、青少年、成年人、老年人等；也可以以身份区分，比如大学生、父母、公务员等。其实每个群体都有自己独特的话语风格。要理解他们的内心世界，必须尊重他们自己的话语体系，这是文化相融性的必然要求。与孩子工作就要以孩子的语言，与成人工作就要以成人的语言。诚如佛教所言"应以何身得度，即现何身度之"。如果心理学家拘泥于一种精神病学的话语，或者用高高在上的抽象心理学概念体系去理解来访者，理解的产生无疑会困难重重。

叙事疗法自开创以来，以达利奇中心（Dulwich Centre）为中心形成了一个国际叙事专家群。此外也有很多独立专家在兢兢业业地从事叙事研究和实践。这些年出版了很多优秀的学术研究专著和临床实践专著。叙事疗法特别重视语言的作用，对话语权力特别敏感。而且作为一种后现代心理治疗的代表取向，叙事疗法深受后现代哲学思潮的影响。后现代思潮对宏大话语、对人们心理的控制性采取一种深刻的批判态度。叙事疗法相关的专著，对语言的应用颇具特色。大家耳熟能详的心理学术语可能会在较为独特的意义上被诠释。很多新的日常语言又可能被引入学术交流的空间，被赋予独特的意义。因此，叙事领域的著作翻译起来困难重重。我国叙事疗法的发展方兴未艾，心理学同仁和社工同仁对叙事疗法的学习热情与日俱增。然而，中文世界的叙事著作尽管在逐渐增加，但还是远远不能满足学界的需求。重庆大学出版社自发引进一批叙事疗法经典著作，出版"叙事治疗经典译丛"，这会成为我国叙事疗法发展史上的重大事件。作为一名叙事疗法的实践者，我认为丛书的出版会对我国叙事心理学的发展乃至整个中国心理学的发展作出重要贡献。

中国心理学的国际化进程是一个非常重要的步骤。在本土化的基础上能够在国际心理学舞台发出中国心理学的声音，这一点非常重要。但是要实现这一点，与国际同行之间深入有效的交流学习是一条必经之路。一套高质量的译丛，对我们了解叙事领域发展的现状和前沿，掌握叙事疗法发展的动向和深度至关重要。在平常的工作和教学过程中，经常有同行请我推荐一些与叙事相关的中文文献。这个朴素的要求，却每每让我感到为难。不是说我们没有中文著作，而是真的远远不够。有了这套译丛，相信国内对叙事领域感兴趣的专家同行会深感宽慰。我认为，这将开启中国心理学发展的新篇章！

北京林业大学　李　明

于阿德莱德

2018年7月1日

前　言

　　这是一本关于冲突调解的实践手册，在成书过程中，我们尽可能让其简明扼要、通俗易懂。*本书介绍了在不同的冲突情境里，我们该如何运用叙事理念进行调停。本书重点是告诉大家如何进行叙事冲突调解，而不是去解释为何要这样做。我们旨在提供一个简洁的操作指南，因此不会有太多冲突调停、纠纷指导、协商等的细节描绘，但在练习活动后面我们会说明练习的目的。

　　我们列举了一系列的案例：家庭冲突调解、组织机构内部争端、学校的修复性会谈、卫生系统的医疗过失纠纷，等等。与此同时，我们还摘录、列举了很多在实践中效果显著的提问，供大家在练习时参考。

---

* 　我们关于冲突调解的第一本书（Winslade & Monk，2000），介绍了相匹配的案例，那本书是基于哲学理论框架的一个探讨。第二本书（Winslade & Monk，2008）将叙事冲突调解的理论进行了延伸，在各个领域中进行实操。

何为叙事调解？

叙事调解认为：争端会把人困在一个令人不安的、痛苦的冲突故事里，把人与人之间的关系带到不同的境地。叙事调解帮助人和冲突故事分开，并帮助人发展建立一个他们更愿意接受的关系故事。其目的是促成对冲突故事的共识，克服冲突带来的分歧，从而生成一个新的、有着更多可能性的、使事态发展尽可能良性的例外故事。

我们认为，人通过不断演变的故事来整合自己的生命及人际关系。因此我们更在乎发生了什么故事，以及故事中蕴含的意义，而不太强调所谓的"真相"以及诱因。个体或群体间的冲突、矛盾，受社会因素的影响，成为我们的生活故事。任何故事都是从生活事件中挑选出来的，而任何关系中都包含着多个故事，因此我们总能找到例外故事。

双重倾听、解构性问话、外化对话（后面章节将对所有这些技术进行解释）这些技术会削弱冲突故事的控制权，为那些被忽略的、隐藏在背景中的例外故事提供空间。这些与冲突无关的片段被联系起来，形成一个新的、发展性的故事。这些技术的目标：（1）创造条件，发展新的主题故事——"相互合作应对冲突"；（2）形成一个不受冲突故事控制的、冲突中各方之间的关系故事；（3）为冲突各方提供一个谈判协商，并做出调整的空间。

如何达到这些目标？这是本书的重点。本书章节的设计，力图清晰阐明这些技术的运用流程。第一章引入实践；第二章着重讲解在听冲突故事的时候，要注意社会文化因素对事件的影响；第三章则重点讲解了双重倾听；第四章介绍了外化对话技术，将人与问题分开；第五章讲解了如何开启例外故事；第六章描述了怎样发展例外故事，使这些例外故事成为我们前行的基石；第七章的讨论是将这些技术整合到一起。

感谢使这本书得以问世的所有人。肯·葛根（Ken Gergen）是最早提出写这样一本书想法的人。道恩·多尔（Dawn Dole）负责管理整个成书的过程；玛丽·葛根（Mary Gergen）、赫琳·安德森（Harlene Anderson）、鲍勃·卡特（Bob Cotter）则负责编辑整理。非常感谢他们为本书所作的贡献。同时，还要感谢萨斯基亚·巴姆（Saskia Boom），她对本书进行了添加补充，不厌其烦地排版校对。

我们期望，当读者阅读此书，进行练习的时候，他们能马上应用，并通过我们的故事发展出他们自己对于叙事理念实践的理解。

杰拉尔德·蒙克和约翰·温斯莱德

加利福尼亚，2012年8月

目　录

1
一个冲突调解实例

贝文，一个41岁的男人，在食用海鲜一小时后，因海鲜过敏被送到急救室检查。他的舌头和面部因为严重的过敏反应十分肿胀，医护人员为其注射了一剂肾上腺素。

贝文表现出好转的迹象，同时被留院观察。之后他的一些过敏症状出现了反复，又被注射了第二剂肾上腺素——这是缓解过敏引发的持续症状的常规操作。

但是贝文在注射肾上腺素之后的短时间内，出现了胸部疼痛、呼吸短促等症状，其生命体征开始恶化。急救医生加兰检查了记录表，发现贝文被注射的肾上腺素是推荐剂量的十倍——这个剂量几乎让其丧命。贝文险些死于因过量注射肾上腺素而导致的永久性心脏损伤，同时，因为这种持久性的心脏损伤太严重，贝文不得不等待心脏移植。

贝文的家人和朋友们接受不了，他

们怎么也想不明白——到底发生了什么？前一刻，贝文还和他们共进晚餐，几个小时后他却差点儿死了，现在他们还要面对因专业医护人员的重大错误而导致的永久性损伤。显而易见，贝文一家和医院及其医护人员间的矛盾愈演愈烈，事态发展越来越严重。

在讲述这例冲突调解之前，我们需要先说明一下：医患冲突事件不应该仅仅被看作个例。医患冲突的发生是有其文化背景的。即使面对巨大悲剧，我们仍然能够看到背景文化在其中的影响力，人们所处的背景文化如何解读这个事件，其解读方式会影响人与人之间的互动，从而引发冲突。医疗系统处在各种背景文化"力量"交汇的中心点，这些"力量"会影响个人的反应，在医疗情境中塑造出特殊的人际冲突。接下来，我们来分析这里面的文化"力量"，同时展示在高风险的情境中，叙事冲突调解会让你怎么做。

在21世纪初期，医院被认为是治愈病人的地方，很多人就是抱持着这样的观念长大的。"信任医生和护士"这种思想在我们的群体中广为流传。我们不止一次地听说——医护人员不知疲倦地去治疗病患；现代医学可以创造奇迹。我们期望，有了最前沿的科学知识和循证医学实践这两者的支持，我们能得到最好的医疗。我们是从哪儿学来的这些想法和观念呢？

我们看电影、肥皂剧、纪录片，慢慢吸收这样的观念，我们还可以通过我们的家人或是我们自己住院、看医生的亲身经历，学习这样的观念。换句话说，我们通过吸收社会话语学到了这样的想法和观念，这个"社会话语"就是米歇尔·福柯（Michel Foucault，1989）所说的"宏大背景音"（p.27）。

在美国，医院之间通过医疗竞争计划来吸引消费者。近期报道了这样一个竞争事件：一家比较大的医疗单位向患者及其家属承诺"卓越的临床条件""顶级的病患看护""零失误"，该医疗单位将是"世界最好的医疗服务提供者"。另一家医疗单位则承诺"使人们的生活变得更好"。很多的医疗单位都声称自己是正直的、诚实的、值得信赖的，或是承诺自己是"现代医疗质量"的代表，"在这里可以得到最好的医疗护理"。这就是存在于医疗系统里的"背景音"。

这些广告竞争，强化了这样的社会话语——病患会得到高质量的、安全的医疗护理。一旦我们内化了这些社会话语，它们将在我们与医疗系统打交道的时候，影响我们的期待，进而对我们的所说、所感、所为产生一定的影响。

虽然他们的承诺非常坚定、有力，但在实际的常规治疗实践中，仍然会出现因为不小心而对患者造成伤害的事件。在这种情况下，现实与社会话语所说的不一致，使患者不仅生理功能受到了伤害，还感受到了医护人员对自己的背叛。

"你承诺要看护好我，但你没做到！"

事实上，类似伤害事件的数量要比我们大部分人所了解的要多，这在医院是比较常见的。有人曾经做过一个调查，发现在美国致死原因列表里，医院的过失致死排在第五名到第八名（Kohn，Corrigan & Donaldson，2000）。据报道称，在美国，因医疗事故而导致的死亡甚至要高于乳腺癌、交通事故和艾滋病。科恩等人还给出了令人震惊的数据：5%~10%的住院患者会遭遇医疗事故。为什么承诺的是精心的医疗，但事实却是因疏忽而酿成的医疗事故？两者的反差如此之大，使那些承受着灾难性后果的家庭，即使绞尽脑汁也很难想明白。

贝文的家人，尤其是他的妻子和父亲，极度地震惊、愤怒和失望。他们把贝文委托给专业的医护人员，医护人员的天职就是让贝文好起来，他们怎么也不能接受贝文遭遇了医疗事故。他们陷入了绝望的旋涡，看起来这家人与医院的冲突是无法解决的。贝文的朋友们已经在谈论要把医院和相关人员送上法庭。

实际上，在医疗系统的语境下交谈，受"背景音"影响的不仅是病患及其家属，医护人员也同样受这些文化"力量"的影响。医护人员在医学院接受系统、专业的培训，并在医院驻院实习，为的就是可以为患者提供不差分毫的完美服务。假如出现了意料之外的，原本是能够避免的医疗事故，即便后果没有那么严重，这对医护工作者也是灾难性的打击。很多医生在经历医疗事故的时候，会认定自己的治疗是失败的，进而会怀疑自己的临床技能、专业知识，他们甚至会质疑自己的职业选择。吴（Wu，2007）曾做研究发现：在面对违反希波克拉底誓言的事情时，一个医生会表现出多么强烈的反应。

"几乎所有的从业医生都认为，在救治过程中出现严重错误是令人痛心疾首的……你明白你应当去坦白，但又害怕随之而来的惩罚和病患及其家人的愤怒。你会过度关注病人及其家属，在内心不停地悲叹，如果你能及时做些什么该多好！如果你不告知他们会怎么样？如果他们不知道会如何？"（pp.726-727）

这起由医生失误所导致的肾上腺素过量注射的事故，因为医护人员的恐惧、患者家属的愤怒而变得更加棘手。加兰医生希望可以介入这起冲突，同时帮助贝文及其家人更好地应对这次危机。

叙事调解员所关心的，不只是在调解过程中促动争议双方达成协议，调解员更期望能够在调解过程中，讲述一个不一样的故事，讲一个充满共识、相互尊重的故事。在这样的基础之上达成协议，商讨进一步的方案、步骤等事宜才能被提上日程。

叙事的这种分析方式避免了直接谈论个人的行为、个人的期待或者是利益，同时指明对于个体来说，什么是可接受的、什么是正常的、什么是对的、什么是可能的……所有这一切的理解和解读，均受背景文化的影响。背景文化对事情的预设和讲述方式，会影响个体的认知。将社会文化的影响清晰化，使人看清楚社会文化是怎样解读冲突事件的。这就能为当事人开辟一条前行的路。有些冲突调解会聚焦于个体内部动机，确定冲突各方的基本利益，进而解决冲突。相较这类做法，叙事冲突调解会更重视个人所处的文化背景。

在接下来的内容里，我们会列出叙事冲突调解的关键点。这些基本原则与其他形式的冲突调解很不一样。后面我们会在贝文的案例中做出论述。

伦理立场

叙事调解员认为，所有的冲突事件都受这种强有力的背景文化的影响。背景文化讲述冲突故事的方式甚至会影响调解员的反应。因此，虽然许多调解模式会将公正、中立、客观奉为基本准则，但在实践中，这是无法实现的。调解员会被冲突里的文化"力量"拉扯到不同的方向。因为一个令人痛心的行为，他们深爱的家人受到了如此严重的伤害，其内心不安、充满绝望。面对这样的绝望感，调解员如何确保自己能给出中立性的反应？别忘了，调解员自己也有家人，而且他们本人也会是医疗救助的对象。

同样，对于医生的反应，冲突调解员也不可能无动于衷。他们本身也是专业人士，医生在面对充满愤怒、准备诉讼的家庭时的那种恐惧和自我批评，冲突调解员在个人层面，是能够体会和理解的。

付费方对于冲突调解结果的期望，也会影响冲突调解员。在有的医疗环境里，冲突调解员受雇于医疗服务业，来帮助他们解决医疗纠纷；或者他们受雇于家庭，帮助这些家庭获得其所需要的服务，解决那些带来困扰的问题；再或者，人们期望冲突调解员如其职业描述的那样进行仲裁、调解，阻止事态升级恶化到诉讼的程度，要知道诉讼费是很昂贵的。

虽然冲突调解员不可能保持绝对的中立、客观，也不可能不受干扰，但是他们不会允许自己故意地偏袒任何一方，至少他们必须要努力做到公平、公正。这意味着，有时面对与自己在某些方面不一样的冲突调解方，调解员需要更努力地克服自己的好奇，更充分地理解对方所关心、在意的内容。从伦理角度看，自我反思要比中立更有帮助。自我反思意味着人对于自己所理解的内容可以更加负责。例如，一个冲突调解员可以时常提醒自己："我是如何理解你说的内容的？"留意文化"力量"在不同角度对人的影响，可以帮助冲突调解员对冲突中的各方都保持尊重。

叙事冲突调解会很慎重，以免在调解过程中对某一方有所亏欠。这种由衷的尊重、避免亏欠对方的思考方式，意味要认真地对待眼前活生生的人，而不是用"精神病"等病理学术语来解释、分析他们。这是我们一直以来所主张的："人不是问题，问题才是问题。"（White，1989，p.6）

在贝文的案例中，冲突调解员既要注意患者及其家人所在意的问题，也要注意医护人员所在意的问题，同时抱持着一种好奇的态度——在产生这些问题的过程中，社会文化对他们有何影响？在整个过程中，冲突调解员要能够随时反思自己的反应是否受到了文化力量的影响。

冲突调解是发生在一定背景下的，会受其所处的社会文化的影响。比如，如果贝文一家被要求在发生这起灾难性事故的医院去会见医生，那么他们有可能反应激烈，感觉会受到一定程度的威胁。为确保公平，有必要选择一个让贝文一家和医生都觉得舒服的环境，营造一个不偏不倚的氛围，再进行调解。

单独会谈冲突事件当事人

第一次会谈时，叙事冲突调解员倾向于与冲突各方当事人单独会谈。有些问题是更适合在私下解决的，对这些问题，调解员和当事人会在后面定期进行单独会谈。有些冲突调解强调，要在各方都在场的情况下会见当事人，这样更中立、更有开放性。但相较而言，我们发现这种先单独约见的方式效果更好。

例如，先单独约谈贝文及其家人，另外时间段再约谈医生，这个环节很重要。在这些访谈中，冲突调解员能够更清晰地了解整个事件，更清楚事件对当事人情感上的影响。面对一个愤怒的家庭，加兰医生也不太可能会谈论这起灾难性事件对他个人的生活、事业的影响。他非常需要这样的单独约谈来整理思路，表达他的悲伤，想一想该如何开口，才能避免进一步加剧这个家庭的悲痛。

单独会谈可以让调解员了解更多详尽的一手资料，因为有很多细节在联合会谈的场合里是不会被提及的。一些敏感信息、私人信息，在冲突方面前提及是有风险的，暴露这些等于给了对方弹药，让他们有机会进一步伤害自己，但这些内容在单独会谈的情景中都是能够分享的。在这样的会谈中，调解员与冲突各方交流，可以发掘有用的资源和信息，以便在后期联合会谈中，促进大家建立共识、达成协议。此外，重要的一点还在于，单独会谈为调解员提供了一个与冲突各方建立信任、达成理解的契机。调解员可以对遭受不幸的人表示关心，倾听他们的心声，了解他们的担忧，理解他们的困扰。

贝文及其家人的关注点：

- 他们所信任的、本该为贝文提供帮助的医生，没有履行医生的职责，差点儿杀了贝文；
- 他们渴望正义、公正，向医院及医生追究责任；
- 大家为延续贝文的生命而日复一日地努力，这也会产生相应的压力：睡眠不足、经济压力、关系紧张；
- 他们十分担忧贝文的将来，以及贝文是否会因此过早死亡；

● 渴望复仇和惩罚相关人员的想法一次又一次地冲击着他们。

加兰医生的关注点：

● 他的专业自信受到了强烈打击，让他产生了挫败感；

● 抑郁并伴随失败感；

● 害怕面对贝文一家，他们的怒火使自己更加地虚弱；

● 不知道该如何向这个家庭表达，发生这一切事情后，自己每天生活在深深的遗憾和内疚之中。

冲突调解员分别和双方进行了单独的会谈，外化困扰他们的问题（详见第四章），并明确了问题带来的影响。调解员围绕冲突所引发的情绪、情感方面进行了探讨，同时就当事人都期望解决的一些潜在问题进行了思考。在确认冲突双方将面谈时，他们会在调解员的要求下详细地表述，他们期望在后期的联合会谈中能够解决哪些问题或是实现哪些目标。双方都将被问及这些问题：

当联合会谈结束的时候，你要完成哪些内容？哪些内容会让你感觉这个会谈是值得的？哪些内容会提示你，会谈在推动事情向前发展？

当单独会谈结束的时候，会谈可以帮助双方当事人：

- 校正他们的愿望，看看这些期望是否现实，哪些可能会实现；
- 与他们渴望的结果建立连接，并澄清他们渴望的内容；
- 检验背景文化力量是否在影响他们的预期；
- 明确他们在接下来的联合会谈里所想要坚守的价值观、希望和心愿，尤其是当联合会谈被充满问题的谈话所控制的时候，他们期望由哪些价值观、希望和心愿来引导自己。

贝文一家主要的关注点是双重的。首先，他们期望能够找到继续前行的道路，而不是被痛苦和恐惧折磨得失去勇气。其次，他们希望医生和医院负起责任，以某种形式来补偿这个家庭。

加兰医生所关注的是试着让这个悲剧赶紧过去，让家庭得到补偿。他愿意真心实意地道歉。他希望自己能够重新获得自信，再次行医，或者彻底离开医疗行业在其他行业另谋出路。单独会谈为接下来的第一次联合会谈打下了基础。

第一次联合会谈

从叙事理念的取向看，冲突调解即将开启。和很多其他调解方式一样，在第一次联合访谈中，叙事冲突调解员也要提供一定的框架。调解员将自己定义为双方会谈的促动者，以便双方能达成更大的共识，将事情向着更好的方向推进。冲突调解员要先向大家解释，他的身份不是一个法官，不会直接评判当事人的具体做法。调解员也不会去断言谁的观点更有效，或是谁的观点更正确。叙事冲突调解员需要特别澄清，这对双方都是一个机会，他们可以探讨这个具有挑战性的冲突问题，逐步建立更大的共识，通过这种方式来声明自己的希望（在单独会谈中所表述的希望）。

叙事冲突调解员的工作重点是，在冲突双方各自的既定目标之上去达成共识，而不是给出一个特定的、详尽的、类似于行动指导的协议，再要求双方做到。在这样的讨论情景之下，贝文和他的家人所经历的痛苦、医生的违规以及他们所体验到的背叛感就都能谈论，看似不能解决的问题便有了能够达成一致的可能（例如经济补偿）。在冲突调解中，这个家庭首先需要的是有人能够回应他们的痛苦。而最有力的回应莫过于——加兰医生发自内心地对这起事故的回应，承认这个家庭所遭遇的——灾难，以及加兰医生本人在这起事故中所经历的一切。

在这样的情景下，冲突双方关系的改善是关键点，它推动着局势向着必要的方向发展，以解决冲突双方所关注的问题。这种情况下，要极其小心，确保冲突双方在一个足够受尊重、足够安全的环境中进行探讨，而不要急于将内容锁定在特定的内容条目上。如果在冲突双方相互反感的情况下，冲突调解员力图通过类似于头脑风暴式的讨论来扭转当事人的想法，这种做法风险更大。叙事理念的从业者并不反对头脑风暴式策略，在某些特定的事情上，头脑风暴法的效果非常好，只是叙事冲突调解员不以这种方式开启调解。叙事冲突调解的重点是冲突双方通过彼此的故事建立起某种关系。这种关系中蕴含着很多要去交流的内容，而这一切有利于增进冲突双方的相互理解。

调解员通过与贝文及其家人的单独会谈已经了解并确认，他们想要一个道歉，他们希望他们所经受的这一切得到承认，他们还期望能确保这个医生和这家医疗单位不再对其他人做类似的事情。在这种情况下，对贝文一家所遭受的痛苦的承认，将为这个家庭开启新的道路。因为在与医院行政管理代表的单独会谈中，调解员了解到医院将对给贝文所造成的伤害负责，并且愿意去试着对他们的药物输送环节做进一步的改进。医院的立场，对于贝文及其家人而言，是一个巨大的进步，这正是他们所期望的。在此基础上，医院就可以根据联邦以及州的相关指导来对贝文的伤害做级别评定，进行经济上的补偿。

在冲突各方进行讲述的时候，叙事冲突调解都能够嵌入进来。通过这种调解方式，加兰医生可以表达内心对于此次医疗事故的悲伤和痛苦，而不是让自己被"隐藏保护"起来。"隐藏保护"这种典型的处理医疗事故的传统方式，是一种令人感到恐怖的隔离策略。调解员通过一些有力的调解方式，有效地组织了三四次联合会谈，最终促成了双方最大程度的相互理解，在事故后期的处理上，贝文一家和医生及医疗机构能够分享彼此的想法，达成共识。这些调解的方法和技巧，我们将在后面的章节进行介绍，包括双重倾听，外化，绘制冲突影响地图，建立故事双方的合作，以及进一步化解，如何更好地继续。

冲突调解与建构主义

叙事冲突调解不仅是一套方法和技巧，它还有着自己的基本理念和原理，建立在一套强大的理论基础上。其实践理论基础来自多个思想运动：叙事理念、女性主义运动、后结构主义和心理学的社会建构论。基础心理学更强调个人及家庭，与其不同的是，建构主义（Berger & Luckman, 1966；Burr, 2003；Gergen, 2009）更强调一个人所处的文化背景。建构主义假设我们从生活中接收、学习了相应的文化形态，我们不仅承载着这些文化形态，也在不断地复制它们。从这样的视角看上去，文化不是包裹在人的个人特性之外的某种物质，更像是一种生物学属性，充斥在各个方面，比如每个人都是谁，以及我们彼此如何相互影响。

贝文、贝文家人、医院代表，包括加兰医生，他们之间的交流已经不只是表达他们个人的利益或是个人的情感。社会建构论的思想使得我们能够理解，个人的反应是如何在人与人之间产生影响力的。这种影响力包括影响他人用更好的方式面对问题，也包括试图以某种方式使他人陷入冲突。从这个意义上来看，任何关系间的相互影响都包含着权力关系。在建构主义和后现代的研究人员——例如：福柯（1980，2000）、布鲁纳（Bruner，1986）、利奥塔（Lyotard，1984）、戴维斯（Davies）和海尔（Harré，1990）——看来，权力关系受无处不在的社会规范和心理规范的影响，受事件被讲述出来的方式的影响，受有着话语权一方所处立场的影响。但是，建构主义研究还发现，人们有着将自己从主流文化假设中解放出来，看到其特性的能力，并能够创造性地解决这种文化冲突。从这种大方向去着眼、考虑，并不会使冲突调解更复杂，还可以从相反的角度入手，将复杂性转变为多种可能性。本书的其他部分将会详细解释，如何在冲突事件的"关键点"发展故事的可能性。

要点总结

● 冲突的产生不只是个人利益的冲突，它们也是文化力量的产物。

● 个人利益常常蕴含着内化了的文化力量因素。

● 叙事冲突调解的重点是通过叙事，建立一种有利于相互理解、互相尊重、协调合作的关系，而不是要力图让双方达成某种既定的协议。

● 叙事冲突调解不是为了达成共识，而是要帮助人找到一条可以继续前进的路。

● 对冲突调解员来说，中立和公正是不现实的伦理立场。

● 更有效的伦理立场是在调解实践中自我反思，警惕自己在冲突调解过程中出现的不可避免的偏差，并为这种偏差负责。

● 叙事实践的理论基础："人不是问题，问题才是问题。"

● 如果有可能，我们在开始联合调解会谈之前，要先与冲突各方进行单独会谈。

● 叙事冲突调解建立在建构主义的理念基础上，认为人们在冲突情况下的反应受人与人之间关系的影响。

● 冲突事件蕴含着权力关系。

● 在叙事实践中，"复杂性"是一个盟友，而不是障碍，因为"复杂性"提供了应对冲突的其他可能性。

2
文化与冲突

最近，我（杰拉尔德）在圣托马斯岛（一座美丽的加勒比岛屿）附近的一个岛上度假，休假结束后我经由圣托马斯岛入境美国。"9·11"之后去美国的人应该深有体会：入境检查、移民局海关检查……通过美国安检入境是个相当折磨人的过程。经常坐飞机的游客们也熟悉这套流程：脱掉自己的外套、鞋子和皮带，把手机、钱包、电脑摆放在塑料托盘上，经过X射线安检机。我每年都得经历数十次这样的流程。然而有些新游客，这时候常常会显得慌乱，他们不大清楚自己应该做什么，需要花些时间才能搞明白这套流程。

在安检口前的长队中，一旦有人需要花上一两分钟来了解清楚自己需要怎么做的时候，就会形成一种张力。在这充满焦躁、紧张的情况下，移民局设置了一条线，安检员引导入境者沿着线走，以缓解这种局面。

可眼下，在圣托马斯岛，队排得特别长。我感觉排在我前面的家伙似乎永远也通过不了美国的安检。这样等了几分钟之后，我决定做我认为正确的事情——超过前面那个专注于解读宣传单的人，显然他没留意到他身后排了很多游客。我以为安检员会认可我这种行为——快速超过前面那个停滞不前的人，确保队伍的行进。我朝着X射线安检机走过去，那里只有一位安检员，我等着她挥手让我过去。

然而出乎意料，她举起手，强有力地对我说："退后。"看我照做之后，她甚至用一种咄咄逼人的语气说："站在那里！"

我意识到在这一刻，有一条"力线"［1988年哲学家吉尔·德勒兹（Gilles Deleuze）提出的术语］贯穿在我们的互动中。我置身在安检员的权力关系里，而这条权力的"线"可以从她一直以来的命令口吻追溯到美国政府的权威。我当然可以挑战权威，但我知道，我反应背后所能集结的力量，不大可能与这位安检员话语背后的"力线"相匹敌。我决定谨慎应对，并提出抗议。

当时的情境是：我在安检机前等待，还没有被允许通过。时间在不断流逝，那位迷失在宣传单里的游客总算是通过了安检。安检员站在一个由国土安全部张贴的巨大的招牌下，招牌上写着类似这样的话语："所有旅客有权受到专业、礼貌的对待。"

安检员让我等了一会儿，然后我总算是通过了安检。在那一刻，我感到不被尊重，很愤怒，感到心烦意乱。我一直试图做个遵规守纪的游客，确保队伍的行进，而安检员却用挑衅的口吻和我讲话，显然她违背了自己的职业行为准则。我从传送带上收集着我的行李，这时那位安检员离我很近，足以让我们交谈。

此刻我正站在安检机右侧，我想要对她说："你为什么这么粗鲁、咄咄逼人？"但是，我换了一种说法，言语中没有丝毫的轻蔑，我问道："我很好奇你为什么让我站在一边，不让我通过安检，当时并没有人在我前面啊？"

她冷静沉着地回复："先生，排队很重要，不要插队，礼貌在这里是很重要的。"

这番话迅速平息了我的怒火。我们被这安检流程联系在一起，但显然我们对此有着完全不同的解释。我认为她僵化死板、为人苛刻，滥用国家赋予其在安检过程中的权力；她认为我是一个违反文化规范、插队的无礼游客。毫无疑问，她每天都会遇到形形色色的人，在她面前用各种方式表达他们的优越感，把她当作一个干着低下工作的卑微雇员。显然，从她对我的回复中，可能涵盖着另一条贯穿这种情境的"力线"。这条"力线"可能源于社会阶级的差异，这条"力线"甚至高于国家权威。当下，这条力线与其他可能同时存在着的力线相交，最终的结果是：我们都不符合对方的预期，没有做出对方认为我们该做的、有礼貌的事情。

这个故事可以作为一个起点，从叙事冲突调解的视角来梳理冲突的基础。这些小小的日常事件，通过叙事角度的解读，便能够阐明人们冲突的本质以及冲突的来源。有一点尤其需要注意，就是安检员和我的行为，不能单纯理解为仅仅是建立在我们个人利益、动机、信仰或是价值观基础之上的举动。我们进入了一个由文化力量相互交织形成的交叉点里，这个交叉点可不是出于个人原因形成的。与其说这是我们每个人所代表的社会意识形态（尽管有时是相关的），不如说这是一种假设：社会文化是通过文化叙事来实现的，这些文化叙事中贯穿了各种各样的"力线"。

然而，这种对文化的理解源自建构主义的哲学观，是近期发展起来的观点。从这个观点看，文化被理解成人们对事物赋意的一个不断变化的过程，当各种力线交错、相互作用的时候，事情会被如何讲述出来，这是受社会文化影响的。但这并不能说明，某种特定类别的人群就有着某种特定的反应，这种一成不变的假设是不存在的。大家如果对此感兴趣，可以查阅蒙克、温斯莱德和辛克莱尔（Sinclair）（2008）的相关文献，以了解更多建构主义的内容。

通过叙事的视角，这起发生在安检机前的小冲突有了更丰富的语境。安保人员在入关口的工作就是检查入境游客的合法性，确保他们对这个国家不存在潜在威胁。他们的任务就是仔细检查。此外，安保人员依照规范参与安检，以确保有序、有效。安检系统代表着一个国家的安保，这符合米歇尔·福柯对现代权力的分析。

作为一个普通游客，我敏锐地意识到这些安全参数。我的任务是确保自己合法，让自己有序地做出与安检流程一致的行为。通常情况下，我都是行云流水般地完成这些要求，将潜在的冲突最小化。我没有调整我的举止来适应加勒比边境的异域风情。在加勒比地区，人们喜欢更慢、更欢愉的生活节奏，当地的安保人员亦是如此。插队的行为不符合当地的文化期望：保持耐心、慢慢来，这样才显得有礼貌。在这种安保的语境之下，我不再觉得这个安检员是一个渴求权力、多管闲事的国家代表，我开始理解她个人对特定习俗的维护，这是对当地与众不同的社会形态的保护。但在美国大多数地区，我的所为并不会被解读为反抗、自私和粗鲁，而会被理解成是遵从引导、维护秩序、确保队伍前进，这是大家觉得合适的行为。

起冲突是因为两种不同的文化力量在这一刻发生了碰撞，而冲突的双方又都内化认同了文化所假设的内容，并将这些内容表现在他们的行为中。冲突双方都站在自己的文化背景中，用自己的文化叙事来解释这场冲突。从社会文化的角度来审视冲突事件，为人们提供了一种新的语言方式，通过这种方式，冲突各方都可以为这一社会事件命名，通过叙事的谈话方式来理解各种文化。用叙事的方式谈话，而不是相互指责，这也为谈判、调解提供了一条新出路。

不管是充满争议的小谈话，还是大规模的团体冲突，都是由违反文化规范而引发的。有时候，冲突是由主流社会形态引发的（当然并不是所有的冲突都如此）。在西方语境中，大部分的人更愿意过没有冲突的日子，但是人们又时不时被卷入冲突中，连他们自己都不知道是怎么回事。为了轻松应对日常生活中的挑战，减少冲突，大部分人对于那些可预见的或是约定俗成的事情，都会积极应对。当他人的行为符合我们预期时，我们会很高兴。在西方，大家喜欢说"请""谢谢你"，当有人打喷嚏的时候，我们会对他说"上帝保佑你"。当有人没做这些社交细节的时候，我们会迅速地判定这个人存在着某些不足。在商务会谈中，大家喜欢以一个有力的握手作为开始，但是握手不能太用力了。当我们吃东西的时候，我们也希望人们能够做出"正确行为"，如何准备食物，如何提供食物以及如何吃掉食物。在美国，用餐礼仪和餐厅的服务礼仪已成为迅速发展的文化规范。通常，去餐厅用餐的顾客喜欢服务员快速到其桌前，询问他们是否想喝点儿什么；杯里的水应该被不断加满；餐巾备好，随时可用。一家好餐厅，服务员要定时来询问下，看顾客是否有什么需要，以满足顾客需求。顾客对餐厅的食物质量和服务水平都有着特定预期。在餐厅哪些行为被认为是好的服务，这似乎是显而易见的，对很多人而言，这已经成为一种常识。如果餐厅没有提供好的服务，社会文化中常见的制裁方式就是向经理投诉，或是少给甚至不给小费。

如果有行为与这些不符，或者只是有一些细微差别，它们都会被迅速解读为不尊重传统、粗鲁、糟糕的服务，就很可能导致冲突事件的发生。对客户服务的预期，本来只是一种社会文化的假设，是一种行为规范，但很容易会转换成客户的权利以及餐厅老板的责任。

通过这种方式，我们依据主流社会文化实践，发展出一套又一套复杂的概念——日常真理。然而，我们真实的生活已经证明，这些日常真理经常会在某种程度上受到挑战或遭到违背。如上所述，这种例子太多了，在此不复赘言。这些被看作理所当然的社会公德以及合适的行为，在另外一种更丰富的社会文化语境里则很容易被违反。

人类社会形成了高度结构化的、详尽具体的思想体系，来评定哪些行为是有礼貌的，哪些是公平、公正的。这些风俗和讲究，在各地是不一样的。在一个地区，在街上随地吐痰没什么不对，但在另一个地区可能被认为是粗俗、野蛮的。不随意按汽车喇叭、排队、过马路的时候先等待信号灯的提示，这些行为在一个民族共同体内，被看作良好公民行为守则。但是，不断按喇叭，一群人乱哄哄地前行，过马路仅把信号灯看作一个参考而非命令，这些行为放在另外的社群中，同样会被认为是明智的、正常的、正确的生活方式。当这些文化规约在多民族、多文化的社会发生碰撞时，那些潜移默化影响着人们行为的传统习俗常常被忽略掉。当人们发现自己信奉的"常识"被人"亵渎"时，他们常常会把对方看作罪人，这些"罪人"被轻率地贴上标签：有缺陷的、有病的、愚昧的、无知的、没教养的、邪恶的、失常的……

从历史的角度来说，对于人类行为的理解和解释，社会科学更倾向于个人主义，而不是社会建构论。从社会建构主义的观点来看，个人从来就不是单独存在的。人类学家克利弗德·吉尔兹（Clifford Geertz，1983）指出，大多数的世界文化认为，西方思想独立于他们的社会文化背景，是一个特殊的存在。过去的两百年中，西方文化强调人类的整体性，这成为西方世界的主导思想，形成社会科学的一个重要科目。同时，这种思想在仲裁调解领域也产生了强有力的影响。在北美众所周知的"利益导向"（Fisher, Ury & Patton, 2011；Moore，1996）调解模式，就是基于对人类行为所做的个人主义分析。从这个角度来看，冲突是人们满足自己需求的行为受阻导致的，因此冲突调解员的任务是创建一个双赢的解决方案，帮助冲突方消除障碍，满足其需求。

在此，让我们回顾之前所讨论的一些概念，总结以下要点：

● 冲突源于其所在的文化叙事，这种文化叙事以其特有的方式对人产生影响；

● 文化建构着人的态度、情感、立场和利益，但文化并非源于个人本身；

● 主流文化故事塑造着人们的态度、信仰和身份认同；

● 这些主流文化故事之外，"力线"贯穿于人们的互动之中；

● 与其说人们的行为属于某种简单的社会意识形态（即便有时这

些反应是由个人特质所导致的），不如说他们是受到各种相互角逐的文化叙事、力线的影响而产生了种种行为。

冲突调解与文化定位

在建构主义的理论框架中，冲突调解是一种临时性的行为，不可能绝对地公平公正，也没有操作指南，其结果也不敢确保冲突双方一定会满意。在不断升级的冲突事件中，冲突调解员需要拥抱各种不确定性，同时要培养自己的好奇心，看看那些在不断展开的故事都是什么（Winslade & Monk，2000；2008）。从这个角度来看，对于冲突调解员而言，也不存在某种通用的、放之四海而皆准的方法。这种模棱两可会致使冲突调解员处在一种道德两难的困境。他们和置身冲突事件的当事人一样，在冲突事件中会有着自己特定的社会文化立场，即使他们是冲突调解员，这同样也是难以避免的。没人能够置身于其所处的社会文化背景之外。

当冲突调解员开口做陈述时，他们实际上是选择了某种立场。从这个意义上来讲，冲突调解员永远都不符合传统冲突调解的伦理要求，他们永远都难以确保中立。所以冲突调解员对冲突事件是否中立并不是关键。关键在于他们对自己的文化立场、道德立场有没有一个开放的态度，面对冲突调解方式的这种局限，冲突调解员该怎么承担起自己的职责？社会建构论从伦理道德的角度来看冲突调解员的行为，而不是从是否中立的角度来看。从这一立场出发，冲突调解员将更愿意谈论他们的伦理道德、专业立场，承认这些伦理道德和专业立场在其处理冲突事件的方式上所带来的影响。

相对于个人主义的概念，这种对角色的分析更能确保冲突调解员的公正。事实上，与寻求调解的冲突当事人一样，各种文化力量也在一刻不停地影响着调解员。但是，冲突调解员必须控制这种影响，以确保对双方当事人的公平、尊重。

文化与叙事的关系

人们在第一次接受叙事冲突调解时，往往认为谈论应该聚焦在那些具有争议的故事上，或是分析这些具有争议的内容。实际上我们要做的更多，我们关注这样的叙事在如何影响、塑造着人们的生活，还关心这些叙事源自哪些背景文化。我们对人们讲述的关于他们的故事很感兴趣。这些故事怎样建立起人的自我认同感，如何建立起人的归属感，这些故事在其生活中是如何联系在一起的……这些都是我们关注的。故事会让人感受到，生活不是一系列事件的随机组合。通过叙事，人们会看到"自我"的形成过程，能注意到他们正在变成什么样子，意识到在冲突事件中的自己是谁。正如沙拉·科布（Sara

Cobb，1993；2012）所说，在人的生活中，有些故事要比其他故事更连贯，有些故事要比其他故事讲得多。在冲突调解中，这些差异对当事人的表述是有影响的。

我们不是生活在真空里，因此多种文化叙事彼此间有着千丝万缕的关联。我们从文化中吸取现成的信息，表达一套特定观点，产生特殊的情感状态，合理解释过去的行为，为将来的行为提供论据支持。叙事的要素也是通过情节安排的，角色也根据其身份来设定，例如：受害者、恶棍、救助者、道德崇高的英雄、有缺陷的天才或是强大的控制者。

由于叙事冲突调解员在工作中能够注意到这些叙事要素，他们就能够注意到讲述者（主人公）背后的背景文化脚本，而不会假定讲述者（主人公）就是故事的最初作者。潜在的故事线让人很容易联想到校园恶霸、控制性的丈夫、苛刻的老板、自认为无所不知的傲慢医生。冲突事件的当事人往往把自己和另一方都置身在一个众所周知的故事情节之中，并围绕这种情节形成了条件反射似的速记机制，来解释自己的行为、解释冲突事件。这种隐藏其中的叙事线，有助于当事人得到家人、朋友的认可与支持。此外更重要的一点是，这种叙事方式也有助于当事人获得冲突调解员的认可和支持。

文化、叙事与话语

世界是什么样子的，人们应该怎么做，"规则"被打破时人应如何去应对……对此，所有的叙事方式都有着自己的预设。我们把这些当下流行的预设称为话语，这是米歇尔·福柯（1927，1978，1980，2000）提出的一个术语。他指出，这些话语随着人们的不断复述、演说，会影响人们对这个世界的理解，而这种理解又会进一步作用在人们进行的社会实践活动上（包含语言和行为）。这些话语不断循环反复，使人很难再去考虑是否还有其他可能性。这些话语是功能性的，通过这样的语言模式，可以将各种社会规范具体化，对世上各种事物形成一种想当然的理解。

如上所述，这些话语，经常出现在我们的日常生活中，另外还有其他的例子：

- 吃水果对你有好处；
- 接受他人服务时说"谢谢"是有礼貌的；
- 对家庭忠诚很重要；
- 受到侵害，一定要维护自己；
- 努力工作，终有回报；
- 背叛、不忠将导致离婚。

　　在所有这些话语的背后，都隐含着一个故事，这个故事人们已经重复听了很多次，必要情况下他们也会将自己融入这个故事中去。这些话语、声称，有些是毫无争议的，但有些却是很有争议的，例如：

- 男人应该是一家之主；
- 自然优势决定了白人特权；
- 同性恋是违背自然的；
- 残疾人应该感激为其服务的慈善机构。

　　所有这些话语中都包含着一种权力关系。它对社会各界进行划分，将人划分在不同团体中，让不同团体的人按照某种方式来交流互动。请大家注意这些话语说得多么"自然"，说明这些话语、说法好像宇宙中的自然秩序一样，被认为是无可厚非、毋庸置疑的。

　　但是，这些说法不是天然的，它们是人类社会的产物。人类社会是不断发展变化的。因此，现在被看作常识的内容，到将来可能就不是了。产生这种变化，有部分原因是这些话语、说法丧失了其功能性。人们开始频繁抵制这些话语的影响力，当这些话语将社会人为地区分，加以控制，产生不公的时候，人们的抵制会更严重。

　　冲突调解员需要对当事人的表述保持警惕，注意当事人言谈中对这些控制性话语的抵制。

要点总结

● 冲突叙事是将情节、人物根据一定的主题，组织成一个连贯的故事。

● 主题、情节和人物都来自背景文化脚本。

● 当他人不符合我们的期望时，就会发生冲突。我们的期望是话语的产物。

● 这些话语建构了文化，代表着一种声称。

● 在冲突中，常常交叉着各种来自文化叙事的"力线"。

● 通过话语，建立起各个团体的分界线，形成了权力关系。

● 对于纠纷、冲突事件，冲突调解员也不是中立的，他们也要根据社会话语来给自己定位，找到自己的立场。

● 在叙事冲突调解看来，反思和开放性比中立更重要。

● 社会话语总在不断地受到挑战，不断地发生变化。

3
双重倾听

冲突调解员需要认真倾听。这一技巧和练习常常被称为积极倾听（active listening），在改写与反思阶段常常会用到。积极倾听无疑是对冲突当事人经历的一种承认，是对其丰富的情绪、情感体验的一种承认。韦斯特马克（Westmark）、奥芬伯格（Offenberg）和尼森（Nissen）在2011年就指出："不放过任何一个小细节、片段，仔细倾听，是非常有必要的。"这也是社会建构论的基础。但冲突事件可以有很多种解读，问题在于我们会听哪一种（哪几种）。在这样的选择中，我们扮演着一个重要角色，我们在建构我们的谈话，进而建构着我们的生活。

置身事外时，我们可能会发现，即使最积极的倾听，我们对讲述者的讲述内容也不是一视同仁的，我们会选择一部分内容优先关注。在这些选择中，语境起着重要的作用。比如，寻求冲突调解的当事人在谈到一段困难关系中的冲突时，偶尔会不经意间提及对某一类关系的认可。这时，很少有人去关注这个题外话，花上个把小时来做探讨；但是，那些与冲突相关的内容，则更容易被人关注到。

因为这种选择的存在，所以好的倾听，不仅是倾听过程，选择听什么也很重要。换句话说，重点是"听什么"，而不是"如何听"。对于"到底发生了什么"这个问题，在冲突双方（或多方）的争论中，我们很容易听到不一样的东西。当事人会选择不同的内容，强调不同的重点，按照不同的顺序来讲述。进而，每个人所讲述的版本都不一样。在讲述过程中，人们会主动抹去那些相矛盾的内容，更倾向于讲那些他们希望被听到的内容。

例如，有人会说："我希望孩子们多和我在一起，你可能觉得我是自私的，但我想的是这样对孩子最好。"

讲述者会抢先抹掉一种可能性（自私的故事主题），而去强调另一种可能性（照顾孩子的故事主题）。但是，这两个故事主题都在发挥作用，影响着正在发生的事件。积极倾听倾向于让冲突调解员选择其中一个故事，进行思考和解释，但更精妙的倾听方式，是对这两个故事都去聆听，都去回应。

通常，在一个已经形成的冲突事件中，会有占主导地位的控制叙事，这一控制叙事会使人视野狭隘，关注范围变窄，使讲述者只能注意到那些符合其主题的内容与情节。但只要认真听，我们总能从所述内容中辨别出那些隐藏信息。迈克尔·怀特（Michael White）称这种倾听技术为"双重倾听"（double listening，2007）。双重倾听指的是，在听讲述者阐述的过程中，一边注意冲突故事，一边注意与冲突无关的其他故事，尤其是注意那些不符合冲突主题的情节内容。既要听主线叙事，又要听支线故事，还要注意听故事是在哪儿出现了分支，注意分支点［巴内特·皮尔斯（Barnett Pearce）常用的术语，2007，p.96］。

我们所主张的积极倾听不仅是过程导向的，更是内容导向的。要注意到这些内容是怎么被当成重点选出来，使得其他内容都沦为了背景，这一切都是怎么发生的。双重倾听会挽救那些被忽略的故事，使它们能够被看到。从另一个角度来看，这会使讲述者讲出来的那些内容，听起来不再显得那么毋庸置疑，而变得更复杂、更丰富、更开放、更具有协商性。

总而言之，双重倾听可以帮助冲突调解员发现那些被掩盖的故事。注意那些很小的、与主题不一致的事件，注意分支点，注意例外事件［怀特和爱普斯顿（Epston）在欧文·高夫曼（Erving Goffman）之后提出的术语，1990］，注意那些一闪即过的说法，注意那些被隐藏的故事元素，注意当事人（与激化矛盾）的例外行为，等等。

对在场者的双重倾听

在冲突调解中，当事人能够到场，哪怕他们还没有讲什么，就开始了与"激化矛盾"这个主题的相反故事（Nelson，2001）。他们为什么要来呢？原因可能有很多，但通常，从某种意义上讲，至少，他们期望能够解决和对方的一些问题。与其说冲突调解是要界定这些问题，不如说这是大家所表达的希望，希望这些问题能够得以解决。

> 我想，大家来到这，对我们今天要进行的会谈，以及谈话的方向，在座各位都会有所期待。我想是否可以由此来开始我们的谈话，先谈一谈这些期待？

请注意，我们不是让人们把谈话的中心放在他们想要的东西上，也不是要把中心放在他们潜在的"利益"上（尽管有些人可能会这样回答）。我们要做的是寻找高于当事人"个人心愿"的期望。这能唤起当事人最好的一面，唤起其最慷慨、最包容的一面。有人可能会这样说："我希望对孩子的问题，我们能礼貌地交流。我厌恶毫无意义的争吵。我们需要你的帮助，在事情变得更糟糕之前，我们需要好好谈一谈。"

这里包含着一个在不断升级的冲突故事——事情在变得糟糕；但

另一方面，还包含着相反故事，期望能有一种和"争吵"不一样的关系、可以"交谈的"关系。相反故事甚至都已经被命名——"礼貌的交流"。从相反故事的角度来看，讲述者"厌恶毫无意义的争吵"。可以推测出，在冲突故事中，"争吵"被认为是"毫无意义"的。这个说法（对该当事人而言）似乎是毋庸置疑的。双重倾听要求我们要同时注意到冲突故事和相反故事。我们既要探讨一下"争吵"到底代表着什么，又要花些时间来讨论相反故事代表着什么。

冲突调解员：我对于你期望能够有些不同的东西很感兴趣，比如礼貌的交流，好好谈一谈。你能告诉我为什么这对你很重要吗？

当事人A：是这样，孩子看到我们打架，他们总看我们打，这已经影响了他们，他们都心神不定，没有安全感，我们需要一起努力，让这一切尽可能稳定下来。

冲突调解员（问另一方）：这一点对你也很重要吗？对于我们今天要做的事情，你还有没有其他的期望？

当事人B：我当然不想让孩子们遭受这些。我来这里是希望我们能够解决一些问题，将事情安排好，这样我们就不需要上法院了。打官司有损名声，价格还很昂贵。我们可以做得更好的。

冲突调解员：你所说的"做得更好"是指什么？

　　当事人B：“做得更好”意味着我们能够对彼此坦诚，为了孩子的利益，坚持给孩子最好的，不把他们当成拔河比赛的主体，对待彼此能够公平、大度。

　　经过这样的访谈，冲突调解员能够同时注意到两个故事：一个是包含了“争吵、打架、把孩子当成拔河比赛的主体”的问题故事；另一个包含了“能够谈一谈、有礼貌的交流、解决一些问题、公平、大度”的相反故事。在接下来的一个小时，如果调解陷入越来越严重的“争论”中，冲突调解员就可以这样问双方当事人：

　　在接下来的谈话中，你们是希望这种你期望可以摆脱的争吵出现得越来越多，还是期望能够实现你们所期待的“有礼貌的交流”？你们更喜欢哪一种？

用双重倾听的方法去听同一句话中的两个故事

　　前面讲到，对在场的当事人进行双重倾听，能够从其讲述中看到并发掘出一种新的、与当事人期望有关的谈话。现在我们要详细讲一讲语言表达。语言表达可以包含多种含义。对一句话的双重倾听，常常能揭开这句话的多层含义。大家可以从留意下句子里“但是”一词开始，这个词常把两个主题故事连接在一起。例如：如果我们能从婚姻伴侣的角色转变为父母亲的角色，我们就能够继续探讨山姆的未来，但是我们需要先商定出"什么对山姆才是最好的，而不是先讨论个人问题"。

这句话中包含着两个故事脚本——一个是关于"个人问题"的问题故事，一个是关于"转变为相互扶持的父母"的相反故事。双重倾听要求冲突调解员听到并回应这两个故事，这使调解员有机会去详细地解读、对比这两个故事。

这是另外一句需要双重倾听的话："我们彼此间发生的问题，让我难以接受他作为一个家长来与我合作。"

双重倾听会听到两个故事——一个是"期望能够与前夫团结协作"的相反故事，另一个则是关于"难以接受"的问题故事。这两者都是讲述者的真实体验。任何一个故事都有可能被她作为依据来调整其行为。下面我们进一步来举例说明：

"我们有我们的分歧，显然我们没办法成功地消除这些不一致。但是，我们也看到其他的离异家庭，有些影响不是我们女儿必须要经历的。"

"但是"一词出现在表述中，这是连接两个故事的标志词。一个是关于"令人沮丧、无法消除分歧"的问题故事，一个是关于"离婚不要给孩子带来痛苦"的相反故事，不需要把它们整合成一个故事。这两个故事都存在，会在不同时刻影响当事人的行为。相对于整合的方式，更好的做法是去欣赏这两个故事，了解这两个故事背后的力量，邀请双方当事人从伦理角度思考，让他们决定去发展哪个故事。

对情感表达的双重倾听

积极倾听认为情感表达是单一的，进而明确了讲述者内心所想表达的感受；双重倾听会让我们听到更多、更复杂的情感表达。如果我们假设，情感反应不仅是个人对事情的态度，还是社会关系的产物（社会建构论），那我们将看到更多的可能性。比如：一种情感不仅被看作人内部的自然生理反应，还可以看成有着预期效果的、在他人面前的演示。任何一种试图影响他人的方式都是一种权力的运用。在福柯（1982）看来，这是一个在他人行为之上的行为（p.220）。这种行为，可能是对世界局势的某种回应，也可能是在某种情境下对事件的评判。例如，如果我生气，是因为我对发生的事情不满意，我断定这是错误的。这种表达暗含着我内心期望情况能有所改变，或是有其他一些我更喜欢的想法；如果我很伤心，我有可能会对其他无关的事情也表达出这种情感。一方面，我在表达丧失感；另一方面，表达中暗含着对过去事物的正面评价。如果我害怕，表示对不好结果的担忧，但同时也暗含着我期望能有更好的结果。

迈克尔·怀特［在德里达（Derrida）之后］提出的"不在场但有影响力"（White，2000，p.153）的概念可以用在这里。例如，我们可以问，我生气的另一面意味着什么。在"我对某事感到不开心"的故事中，还隐含着另外一个版本的故事。如果我们跳出故事，我们排除了我们不开心的问题，还有其他一些内容。双重倾听要求我们不仅要关注到"生气"的原因（你为什么不开心？），还要注意到生气背后另一面的故事，那些没有表达出来的、隐藏的信息（你更喜欢怎样？）。面对悲伤，我们也可以去听悲伤背后的故事。如果我因为某种丧失、某些事物不存在而伤心，没有表达出的则是我拥有这一切时的情绪、情感。这种潜在的积极情感能够被重新激活［回塑对话（remembering conversations），White，2007；Hedtke & Winslade，2004］，或者是通过某种方式得到重建。如果情绪是恐惧，其背后可能隐含着一种表达——偏爱那些更安全、更保险的行为举动。如果一个人感到绝望，也暗含一种表达——能够重建希望。换句话说，这就像硬币一样，总会有着"另一面"。翻到另一面我们就会发现不一样的故事。双重倾听要我们既要听那些已经表达出来的情感，还要听那些没有被表达，但隐藏在其中的情感内容。

主线故事中的例外

双重倾听还提醒冲突调解员，要注意那些与冲突故事主题不一致的内容（例外）。如果培养了对这些例外的警觉性，我们会发现，例外无处不在。例如，你会发现冲突中的痛苦和逃离冲突的通道（Lines of flight，Deleuze，1995）。人们选择退步；停止争斗；不让事情进一步恶化；建立一个"停战协议"；尽可能避开敏感话题；在充满争议的交流里，人们选择那些不会打破平静的话题。这些都是冲突叙事的突破口，可以开启一个不一样的故事。我们可以探讨这些例外的意义。

不让事情进一步恶化，对你来说为什么这么重要？

这说明你期望事情向着哪个方向发展？

这反映出你不希望自己的哪些价值观被打破呢？

一些细小的合作也会在冲突的阴影中展现出来。在对于孩子的安排上有分歧的父母，可能会有一次彬彬有礼的电话沟通，或者有一次很顺利的接送孩子的体验。这种细微的协作，可能也反映了人们的意愿——在冲突、分歧之外的领域能够共事。

　　在如此激烈的争吵中，你能够把事情放到一边，集中精力确保让女儿度过一个难忘的生日。你是怎么做到的？

　　在当事人表示"要和平解决冲突"的表述中，我们也能看到与主线故事不一致的例外。这些例外，在冲突调解过程中会时不时地表现出来，展示着一种大度、包容的态度。这里有一个案例：

　　"你看，我接受之前的协议作废。就我个人而言，我能够做到这一点，但我仍有一定的保留意见。但不管怎么样，我期望能开始做一些新的事情，有些新的进展。"

　　从冲突故事的角度看，讲述者这样讲是做出了一个"撤军"承诺。双重倾听技术让人注意到这样的表述中仍然有冲突故事的张力——有一定的保留态度意见；同时又能注意到表述中那意义重大的声明——承诺能开始做一些新的事情。冲突调解员可以进一步澄清这个承诺，通过询问其他当事人的理解，来使其变得有意义。

　　冲突调解员：听他这样讲，会让你觉得有什么不一样吗？

　　当事人B：这是积极的……但我不确定对这句话我能相信多少。

　　冲突调解员：所以你也持有保留意见。但尽管如此，你还是听到他的内容是积极的？

当事人B：是的。

冲突调解员：那么，如果他说的这些是可信的，作为回报，你会做些什么呢？

当事人B：那我也能开始一个新计划。

双重倾听既承认冲突故事，同时，又将相反故事邀请进来，鼓励人们发展出新的、不一样的故事。冲突调解员要注意对相反故事的保护，扶助其发展，因为在冲突故事的强大力量之下，相反故事是很脆弱的。

当事人在某个想法上停滞不前时，双重倾听一样会关注到两个故事。一个是"停留在某个想法上"，另一个是"一个更主要的故事开始发挥作用"。以下是一个案例：

"我觉得上周自己讲的那些话很不好，我鼓足勇气试着去道歉，但是不断的争吵使得我没能这样做。"

在叙事的角度，我们没法去判断"争吵""想道歉"这两者，哪个更真实、更正确。这是其中一个故事遮蔽了另一个故事的例子。认识到这一点，叙事冲突调解员或许能从"停留在某个想法上"这一叙事中，找到新线索，开启新故事。

"所以'争吵'一直在干扰你道歉的意图。如果这种干扰没有发生，你可能会做什么样的道歉呢？"

有时候，在实践中，双重倾听如果运用得足够充分，甚至能为"其他人"提供一个发声的空间。这个声音有可能是真实的，来自对讲述者有影响的人，也有可能是虚拟的。这符合德勒兹和塔里（Guattari）的理论（1994），他们认为"虚拟声音"的影响力并不小于"真实声音"。"虚拟声音"能够发挥出强大的真实力量，双重倾听将其视为开启新故事的突破口。以下是一段冲突辅导的会谈（当冲突的当事人有一方不能到场时，调解员可以通过冲突辅导来提供支持）。阿德里亚娜在探讨自己与其房屋中介在电话里的冲突。打电话的时候，她怀里抱着自己的宝宝。

阿德里亚娜：这个人对我说话的方式让我很生气，但是我抱着我女儿，我不想在孩子面前生气。

冲突调解员：你是不希望吓到女儿吗？在那样的情况下，你希望女儿接收到什么样的信息？

阿德里亚娜：我担心她听到我生气，会影响到她。我不希望她感受到我对他人的愤怒。她未必能够分辨出我究竟是在对她生气，还是在对别人生气。

冲突调解员：在面对房屋中介的同时，你还是一位母亲，我这样理解对吗？

阿德里亚娜：是的，我被两个身份拉扯着向两个方向。

冲突调解员：我们想象一下，将来你的女儿会讲话了，她会说自己此刻从你的身上学到了什么呢？

阿德里亚娜：她会说我支持了她。我在同别人生气，但是我保护了她，使她不受这些影响。

冲突调解员：现在重新回顾发生的这一切，对于打电话时的冲突，你怎么看，你觉得自己处理得怎么样？

阿德里亚娜：并不像我以为的那样糟糕。我对于自己的处理相对满意。我保持了冷静、尊重，站在我的立场，并最终让他听我的。

冲突调解员：是否可以这么说，你女儿的声音，虽然这个声音只是你想象的，但仍然可以在一定程度上帮你应对打电话的人，并且帮助你免于生气，是这样的吗？

阿德里亚娜：是的，当我再回想起这件事的时候，确实是这样的。

　　当一个人的脑海里有着两种互相矛盾的声音的时候，用双重倾听的方法去澄清两个故事，是非常有帮助的。被"拉扯向两个方向"不应该被看作一种病态或被看作表达真实感受的障碍，而应该看作一种可利用资源。多重故事给予人们多种选择，在案例中，多重故事使得阿德里亚娜在冲突情况下，选择了一种她满意的应对方式。因为这种可能性，冲突辅导也需要双重倾听。在双重倾听中，阿德里亚娜会产生一种力量感，而不是产生那种没有选择只能承受的受害者的感受。

　　双重倾听技术的理解与运用，会为紧张的氛围带来轻松感。只要注意到另外一种叙事，邀请人们讲出他们更喜欢的故事，这就足够了。不需要拼命去抓住冲突中的一线曙光，也不用刻意强调积极、正向，或者强调做一个快乐的人……你甚至不需要放弃冲突故事，只要承认另一种故事的存在就足够了。

要点总结

● 最终，双重倾听是一个分化过程，而不是整合过程。它更关注的是事物间的复杂性，而不是线性联系。

● 双重倾听将多重叙事看作丰富的资源，而不是需要简化的复杂难题。

● 如同一条路会有很多岔路口一样，任何叙事中都有着很多分支点。双重倾听鼓励冲突调解员去听叙事内容的分支点，甚至要注意听一句话中的分支点。

● 双重倾听甚至可以从强烈的情绪表达中听出隐藏其中的那些细微的差别。只要我们能换一个角度，从另一面来听，就能做到这一点。

● 双重倾听提醒我们，在聆听不断恶化的冲突叙事的时候，还要留意其他叙事的存在。

● 需要注意的是，同一个冲突故事可能会有两三种讲述方式。不同版本的叙事中，需要协商和解决的问题是不一样的。

● 对比来看，双重倾听是对积极倾听的一个发展，避免将人局限在单一的叙事表述中。在改写和反思的实践中，运用双重倾听会达到很好的效果。

● 双重倾听一个很重要的作用是提醒我们要听什么，而不是如何听。

4
外化冲突，
绘制冲突影响
地图

冲突调解员可以这样问："'这种谈话方式'对你们两个人有帮助吗？"提问时要注意语气，不要让当事人感觉到你的讽刺或者傲慢。

面对这个提问，双方当事人会表现出困惑，不知道该如何回应，交流会出现停顿。胡安和柏妮丝是同事，他们卷入了一场争论，开始大声地争吵。这个问题使他们能够跳出争论的细节，站在一个更高的角度来看待他们的谈话。

在这个停顿中，冲突调解员继续发问："我只是有一些好奇，你们觉得，'这种谈话方式'是否能让你们更好地实现'团队合作'，毕竟你们都期望能够重新建立'团队合作'。'这种谈话方式'有没有促使你们往这个方向走呢？"

带着一丝害羞和尴尬，两个人一致认为，叫喊和相互指责对他们没有任何帮助。

"从你们个人角度看，'这种谈话方式'适合你们吗？比如说，这是你们喜欢的交流方式吗？"冲突调解员又问道。

这一次，两个人更快地达成了一致——这不符合他们的希望或意图。

"现在，我想知道两件事。"冲突调解员说道："第一个是，'这种谈话方式'如何取代了你们的辨别能力，对你们产生了影响？你们是如何让它这样影响你们的？"

他们双方都沉默着。

"我想知道的第二件事情是，"冲突调解员继续说道，"它都产生了什么影响？听起来它让你们都更激动、声音提高。你们觉得它还对你们做了什么？"

通过这一系列细节上的提问，有时候还需要对同一个问题变换问法多问几次……最终，胡安和柏妮丝开始意识到"这种谈话方式"对他们的影响。

"我讨厌它，"柏妮丝说，"它让我和胡安的关系紧张，而且我开始头痛，我不能集中精力完成任何工作。"

"我很尴尬，让你看到我这样的一面，"胡安说，"事实上，我对这样的局面感到尴尬。就好像我得了麻风病，所有人在那一刻都试图和我保持距离。"

"那除了大喊大叫和相互指责，哪些是你们喜欢的呢？"

这个问题比较容易回答。

"其实，我希望我们有一个更冷静的对话，"胡安说，"我们需要搞清楚，如果要一起共事，我们需要解决什么问题。"

冲突调解员随后问了另一个问题。

"'一个更冷静的对话'与'这种谈话方式'有什么不同呢？"

"我想它可以梳理出我们所存在的差异，能够促进我们彼此对某些差异达成理解。"胡安说。

柏妮丝在旁边若有所思地聆听。

冲突调解员问柏妮丝："从胡安的讲述中，你了解到什么呢？"

她有些迟疑，没有回答。

"那么你同意她提出的'更冷静的对话'的观点吗？或者是之前'这种谈话方式'充满侵略性和大男子主义，让你很难马上信任他。"

柏妮丝小心地点点头。

"那么，问你们两个人一个问题，你们愿意让'这种谈话方式'继续控制自己的人际关系吗？希望它继续对你们发号施令吗？事实上你们更喜欢那种'更冷静的对话'，我的理解对吗？"

他们都慢慢地点了点头，这是他们第三次达成一致。

这样的交流当然不能解决所有悬而未决的问题，而且，现在距离他们的目标——建立"团队合作"，还有很长的路要走。但是，它使得大家开始向目标出发了。叙事冲突调解的典型处理方式，就是邀请当事人跳出冲突故事，开启一个相反故事。让我们重新回顾一下这个转变过程，看看冲突调解员是怎么回应的。

冲突调解员所问的大部分问题是这种形式的：调解员刻意不告诉胡安和柏妮丝要做什么，以免引起他们更多的防御。所提问题更多的是关注他们的关系，而不是关注个人。我们探讨了冲突故事的一些细节，询问了双方当事人对冲突的观点和看法，之后，我们开启了一个新的故事。当时，双方开始骂人、相互指责，气氛越来越紧张，事态恶化到吵架的地步。这种交流被冲突调解员打断了，因为在我们看来，在这种情况下，鼓励这样的情绪发泄没有任何好处。我们不认为这种宣泄有任何作用或是治疗价值。它所带来的影响，只能让胡安和柏妮丝更难实现他们的期望——"团队合作"。

外化冲突

冲突调解员所做的第一步干预，是要让冲突双方从争吵中走出来。因此，他发起了"外化对话（externalizing conversation）"（White & Epston, 1990；Morgan, 2000）。外化技术的一个步骤，就是要给这个问题命名，给这个问题起一个名字，哪怕是一个临时命名，如"这种谈话方式"。在调解过程中，冲突调解员要反复提到这个命名。此外还有一点需要注意，在与当事人分别交流时，要使用同一个名字。"这种谈话方式"是问题，而他们两人均是受害人。如果一定要归咎于谁引起冲突的话，应该是"这种谈话方式"，而不应该是胡安或柏妮丝。"这种谈话方式"居心叵测，说服胡安或柏妮丝按照它的方式去思考，在他们耳边信誓旦旦地嘀咕，根据性别来规定他们的行为模式——"大男子主义"的侵犯性、女性的焦虑，进而干扰他们做出更好的判断。

这种语言上的转变，如果能持续下去，首先会影响双方当事人的表达方式。胡安和柏妮丝是在不知不觉的情况下，开始使用这种方式的。这种交流方式，将冲突客观化，并且将冲突双方划为同一个阵营。在上述调解过程中，胡安和柏妮丝正吵得不可开交，但是冲突调解员运用外化技术后，他们很快就在几件事情上达成了共识。

然而，外化对话不仅是一种语言手法，它还关系到叙事冲突调解的原则。迈克尔·怀特的一句名言完美地诠释了这一原则——"人不是问题，问题才是问题"（1989，p.6）。这一原则避免了毫无意义的相互指责，此外，还反映了社会建构论的观点——人是社会话语的产物，而不是自然产物。有时候，改变一下说话的方式，我们的体验可能就会发生变化。

运用外化语言时，要注意对冲突的命名。如果我们只根据冲突一方当事人的观点来给冲突命名，效果很可能适得其反。最好的命名，应包含双方当事人对冲突的体验和感受，因为每个名字所代表的内容是很不一样的。这时，我们有很多选择，可以有很多个命名来进行外化。冲突调解员要根据整体情况来选择。例如，上述案例中，"这种谈话方式"这一命名，就包括了双方对冲突的体验。但有时候，可能会出现这种局面：一方在大喊大叫，另一方一直在沉默，拒绝交流。冲突调解员要将双方的应对方式结合在一起进行外化，如命名为"侵略—回避情景"。外化的另一个方法，是回顾冲突事件的一系列情节，看它是如何演变成一个恶性循环事件的，然后将整个恶性循环事件作为一个冲突来命名。注意，不要去纠结到底是谁挑起了冲突。恶性循环事件本身就可以作为一个冲突来命名、外化，然后询问双方当事人与恶性循环事件的关系。

有时候，在交流过程里，冲突的命名会自然呈现出来。有人会叫道："这就是个烂摊子！"冲突调解员会选择"烂摊子"这个词来命名冲突，然后进一步询问"烂摊子"对双方当事人关系的影响，而不去关注这个"烂摊子"是怎么产生的。

"那这个'烂摊子'是如何影响你的打算的？"

有时候，将冲突外化，给其命名，需要做更多的工作。最好的办法是让冲突双方来共同确定一个名字。冲突调解员可以这样问：

"这个冲突给你们带来了这么多痛苦，如果要给我们面对的冲突起一个名字，我们叫它什么呢？你们能给整件事情起个名字吗？"

注意这种提问表明的立场。是"它"（第三方）导致了冲突，而不是"你们"（双方当事人）。双方当事人现在站在同一战线，共同和冲突作斗争。这种立场的转变很微妙，但有着显著效果，使有着尖锐矛盾的双方成为共同面对冲突的合作伙伴。

绘制冲突影响地图

接下来要做的，是沿着外化对话开启的方向继续深入。在这里要警惕一个风险，"这种谈话方式"会再次干扰调解过程，除非当事人决定要进一步远离它。现在"这种谈话方式"只是当事人关系故事中的一个元素，"团队合作"已成为主导性叙事，此外，还存在着其他一些元素。绘制冲突影响地图，有助于双方当事人进一步远离给他们带来困扰的冲突。

在上述案例中，冲突调解员让当事人详细讲述"它都对你们产生了什么影响"。通常，人们会首先谈论冲突在其情绪、情感方面的影响。冲突可能被描述为"令人沮丧的"，另一个人可能会说让他感到

"愤怒"或是"害怕"。调解过程中，冲突调解员不把对这些情感表达的承认、认可作为调解的目标，而是将这些表达当成是开启新故事的切入点。好奇心很快会引发新故事，这个故事的内容要比单一的情感表达丰富得多，包含了人们的所做、所想、所感。

有一点需要提醒大家，调解、仲裁不是治疗（虽然有时候调解会有治疗的效果），冲突调解员要注意，谈话的目的不是让双方当事人在不知不觉中将自己脆弱的一面暴露给对方，如果有人利用这一点作为武器来伤害他们，将导致冲突的进一步恶化。因此，在双方会谈讲到冲突的影响时，我们不会主动询问太多当事人的内心感受。但另一方面，如果当事人知道在冲突中，大家都经历着一样的痛苦，他们会很乐意分享这种体验，并在分享中感到轻松。

冲突可能会影响很多领域，哪些是我们需要关注的呢？很多人会提及这种痛苦带给他们的生理影响：头疼、失眠、肌肉紧张、恶心……而在家庭纠纷中，家人之间的关系会遭到破坏，或者家人间的矛盾在不断被刺激放大。而在组织机构中，冲突的影响则与家庭纠纷的影响截然不同。比如，工作场所的冲突可能会影响当事人的工作能力，降低同事的士气，导致客户减少、收益降低。同事之间因为有相互的影响，进而害怕见面。人们可能会花过多的时间思考、谈论，纠结在这种矛盾关系中，而耽误了他们更期待去解决的事情。

我们还可以讨论冲突故事的发展过程，它的过去、现在和未来，从时间维度来了解冲突的影响。我们会发现，有些影响是在过去发生的，有些影响难以扭转，而有些影响则正在发生，甚至正在影响着调解过程。例如上文中，冲突调解员向柏妮丝了解，她为何很难信任胡安的话。冲突的影响还可以延伸到未来，冲突调解员可以这样来提问：

> 听起来这个"烂摊子"已经给你们带来相当大的损害。如果它继续发展，会是什么样子？它会变得更糟糕吗？它会发展成什么样子？你将怎么去控制它呢？

想到事情会变得更糟糕，当事人往往会不寒而栗，进而更希望局势能有所改变。

在最后一步，我们要双重倾听。这种做法能更多地呈现冲突的影响，进一步发展探讨出新的故事。这能够让冲突中的当事人不再认同冲突叙事，至少，冲突叙事对人的控制会有所松动。在这一过程中，人们有机会考虑他们所喜欢的东西。以下是一些例子，冲突调解员可以通过这样的提问方式，帮助当事人进一步绘制冲突影响地图，同时引出一些与冲突叙事不同的东西。

● 冲突使你做了不符合你个性的事吗？怎样才是更符合你个性的？

● 这种张力是如何引导你说出你不想说的话、做出你不想做的事的？如果由你的辨别力来引导，你将如何说、如何做？

● 这场争论使你失去了哪些东西？

● 还有哪些缓和你们关系的想法遭到了这个冲突的干扰？

如果条件许可，可以多花些时间来讨论冲突的影响。冲突的一些直接、表面的影响比较容易绘制出来，但如果冲突调解员愿意继续追问下去，那些不容易被注意同时又很重要的影响就会浮出水面。让当事人意识到这些几乎不被他们留意的影响，将有利于他们做进一步的改变。这样做需要调解员有足够的耐心，在不断提问的过程中，要留出足够的时间让当事人思考、探讨，等待那些影响浮出水面。我们可以简单地提问："还有什么吗？"

我们可以用多种方式来问这个问题，但其本质目的都是一样的："如果我们再往前走一小步，再努力地想一想，看看会出现什么？"做这样的探讨是需要花费些时间的。

更多案例

下面我们看看在其他案例中，运用这种访谈的效果。以下案例中我们通过外化对话，绘制冲突影响地图。

闹离婚的夫妇

有一对决定离婚的夫妇，一方说他们的关系"疏远""缺乏开放性""缺少亲密"，而另一方则谈到"经济困难"和"失业"。在调解过程中，冲突调解员并没有试图把这些不同点放在一起谈，而是同时关注双方的表述，发展出了两个平行的外化访谈，这样更合理，更有意义。

冲突调解员既没有去了解导致"缺少亲密""疏远"的原因，也没有去了解"经济困难"和"失业"的原因。夫妻俩对导致他们关系出现冲突的原因，都有着自己的理解，探讨这些是很难找出相反故事的，这样做反倒很有可能会激化矛盾。但把焦点放在谈论"冲突的影响"上就容易多了，而且这样操作更容易带来改变，更有成效。在这样的对话中，力线常常会弯向不一样的方向。

因此，冲突调解员询问其中一位当事人，"疏远""缺少亲密"对其夫妻关系的影响，将"疏远""缺少亲密"看作影响当事人的力线，而不认为"疏远""缺少亲密"是当事人的特质。通过外化对话，当事人讲述了冲突是如何让自己感到"紧张""沮丧"的，甚至有时候让自己感到"怨恨"，感觉夫妻二人就像"两艘夜航的船"。

这样谈论了几分钟之后，冲突调解员转向另外一方，询问"经济困难"和"失业"对他们夫妻关系的影响。这位当事人讲到，这让自己觉得"没有效率""挥霍时光"，以及这种情况"抢走了我们的亲密感"，让人"绝望""想放弃"。最后，当事人也表示自己同意对方提到的感受——感觉二人就像"两艘夜航的船"。这时，原本是外化出的两个故事，讲述成了一个故事。

有争议的姐妹

另一个典型案例是一对姐妹，布伦达和吉娜，她们因为母亲的遗嘱而产生了纠纷。在了解到一些她们的关系冲突以及这些冲突对其各自的影响之后，冲突调解员开始询问冲突对她们关系的影响。

"你们觉得整件事情（对冲突的初步外化）对你们的关系有什么影响吗？"

布伦达先回答了这个问题，她在回答过程中也用了外化的语言。

"它让我们彼此疏远，彼此怨恨。"

吉娜补充道："还有不信任。因为我正在调查是谁帮我妈妈改了遗嘱，这当然是不信任。"

即使吉娜这样说，外化语言还是帮她离"不信任"稍稍远了一点儿，冲突调解员继续提问，以加强这一点儿成果：

"所以它增强了你的怀疑？"

"肯定的。"吉娜回答道。

"那这符合你通常对自己的认识吗——你怀疑自己姐姐。"

"不符合，"吉娜强调说，"她是我的姐姐。我永远不会质疑她，但是这是一件大事。当初是我们的父亲协助母亲立下的遗嘱，我不知道她为什么在生命中最后六个月的时候，决定修改遗嘱。"

"我也不知道，"布伦达迅速回应道，"我没有参与遗嘱的修改。"

调解到这里，我们能够看到，外化语言对她们关系的影响，我们看到了冲突对两姐妹各自的影响，还看到了冲突对她们关系的影响。在下一章，我们会再次提到布伦达和吉娜的纠纷，看看冲突调解员是怎样从冲突故事中发展出相反故事的。

谈话将我们引向何方？

外化对话以及绘制冲突影响地图，会把我们带到哪里去呢？如果做得好，它可以开启新的叙事，当事人开始为他们的关系负责。随着当事人的讲述，他们越来越清楚冲突的影响。对很多当事人而言，这是他们第一次如此全面地看到冲突对他们的影响。冲突调解员可以对此做进一步提问，引发当事人的思考。

"意识到这场冲突带来的所有这一切影响，让你感觉怎么样呢？"

这时候，人们的回答当然会很不一样，但听到他们说这些话，并不会让人感到意外。

"回想这些，让我感到太荒谬了！"

"它必须停止！"

"我们不能再这样下去了。必须得发生改变！"

当事人常常在这一点上达成共识。这时，冲突调解员就可以问一下："那你们更喜欢怎样呢？"

在回答这个问题的时候，人们就开启了相反故事。我们将在下一章详细说明。

要点总结

- 冲突故事的特点通常是将对方当成问题来指责。

- 外化技术可以扭转这一局势，将冲突客观化，而不是去指责人。

- 外化技术改变了当事人的立场，他们开始站在同一战线上来对抗冲突，而不是彼此对抗。

- 外化技术不仅仅是语法的运用。它将冲突作为谈话的焦点，而不是把重点放在人身上。

- 绘制冲突影响地图的做法非常有帮助，可以对冲突做进一步的外化。

- 探讨冲突的影响要比纠结于冲突的起因更有帮助。双方可以讨论冲突所带来的影响，做一些改动；但说到引发冲突的原因，当事人往往会过于坚信自己的理解，使谈话难以进行。

- 我们可以从情绪情感、生理、人际关系、社交、经济情况等方面来探讨冲突所带来的影响。

- 在谈论了冲突的一些影响之后，可以继续追问"还有吗"，那些不大被留意但同时又很重要的影响，就会慢慢浮出水面。

- 当事人越全面地看到冲突的影响，其开启相反故事的动机就越强。

5
建立相反的故事

"吉娜，你提到了你妈妈的遗嘱使你和姐姐之间产生隔阂的冲突，并且这个冲突加剧了你们之间的怨恨和怀疑。你还说起你不希望怀疑姐姐，希望能尽快终止这个冲突造成的影响。

"那么你能再谈谈你希望怎么样吗？"

"我只能说……认同感，是一件大事。"

"嗯，所以一段关系中的感觉是要被认同的？"

"是的。"吉娜表示同意。

这个调解的节点是在冲突的故事和冲突对双方的影响已经被探讨过之后。吉娜和布伦达更愿意放弃这个故事而讨论一些其他的东西，但是其他的内容还很模糊，需要去详细地描述，调解员继续通过提问去寻找一些新的可能。当冲突发生时，定位冲突叙事调解中的相反故事，其中一点是双方都倾向他们的关系朝着他们双方认可的方向变化。任何符合这种倾向的细节都应该在调解中被关注和放大，直到这个期望的关系故事被共同认可。

"那是一种什么样的关系呢？"调解员问，试图从吉娜那里寻找对于关系故事的描述。

整体而全面地描述，吉娜暂时无法做到，所以她只截取了其中的一些细节。

"我想是，她说她是我儿子生活的一部分，"吉娜忽然转向布伦达，"那么，如果你花更多的时间和我的家人在一起就很好，而不是偶尔这样。"调解员将这一点做了笔记："好的方面包括花一些时间和你的家人相处，还有其他的吗？"

吉娜想了想，接着说："就我为人父母的选择而言，好像我的生活方式也不是那么糟糕，"她再次转向布伦达，"看起来，对于我的生活方式和我的选择，你的态度是有所保留的。"

调解员确认了吉娜的描述，并且联系她之前说过的话："这是你之前提到过的那个部分吗，你希望你生活的选择有认同感并且觉得这是非常有价值的？"

"也许我被认为是一个好妈妈，正是我一切努力的所求啊。"

生成一个不一样的关系故事并不等于建立了一种新的关系。然而，叙事调解的工作假设是，变换一个不一样的主题故事支配关系，将使得关系事件中一连串的细节以不同的方式组成新的支配故事。这个支配故事的名字有着多种可能性。

在这个案例中，从个案自己的语言描述中产生了一个立即可用的名字"姐妹"（布伦达早前的描述）或者是一个"认同"的故事（吉娜的命名）。

在这里，我们通过丰富吉娜的"认同"故事来说明从冲突故事中抽离的过程。吉娜开始表达了对于不被认同的抱怨，但这些抱怨隐含着吉娜对于被认同的偏好。认识到这一点开启了建立新关系的可能性，调解员对这个小点的提问开启了一个新的不一样的故事。这是一个例外故事的案例。（White & Epston，1990；White，2007；Winslade & Monk，2000）

在叙事实践中，例外故事被理解为发生在冲突故事之外的一些事例（一个事件，一段话语，一种愿望或是一个意图），它通常与对关系起支配作用的冲突故事是不相符的，但它却常常在当事人之间发生着。通常情况它都被忽略掉了，就像被丢弃在荒野，没有同伴，缺失了存在的意义并且从未被认识和注意到，就像它死了并不存在一样。

一个新的故事无论如何必须有个开始，一个例外故事也许就是一种新的关系模式的起点。为了例外故事能够展开，调解员需要提一些问题去填充细节使之成为一个完整的故事，而不是一个独立的片段。独立的片段太容易被强大的主流故事和无能感淹没，但是，如果把它们连在一起并且赋予意义，它们的影响力就会增强，然后支撑这个意义的事件被描述、被细化，这个故事的主题也就被丰富起来了。如果想要保护这个故事免受冲突故事的冲击，可以不断丰富这个故事，直到这个故事几乎可以和冲突故事相媲美，并且能够成为冲突双方愿意选择的一种可行的处理方式。我们回到吉娜和布伦达的对话，再次看一下这个故事的发展。

吉娜说："我希望我们能建立一种相互的理解。你希望我能认同你的摄影事业，我也希望你能认可我的育儿方法。也许我们能更好地理解对方的想法。"

吉娜所提到的这些是有可能实现的，但是在这一刻，这个抽象的想法需要被具体化为迈克尔·怀特所提到的行动蓝图（landscape of action，2007；after Jerome Bruner，1986）。行动蓝图是关系故事情节发生和发展的疆土，调解员要在这片疆土中寻找并开拓。

"跟我讲一讲这些故事的经过吧，我想听听你所经历的任何一次被认同的场景。"

"哦，我真的有点记不起来曾经发生过什么。"

吉娜的回应是对于这个问题常见的第一反应。调解员所听到的意思不是字面意思所说的"认同是不存在的"，而是把这句话解释为：冲突故事的控制力太强，以至于看不到那些冲突不存在的情况，所以他坚持问下去。

"好吧，或者有没有什么类似的事情呢？"

吉娜仍然无法看到冲突故事之外的东西，她说："我想不起来你所说的那类事情。"

调解员仍然坚持用另外一种方式问这个问题："我猜想在过去发生的事情中，会不会有某个短暂的片刻布伦达做了些什么，让你感觉被认同了呢？"

发生像吉娜这种情形的原因在于，她认为在姐妹关系中这种认同必然是时刻存在的，但事实是，当我们陷入冲突的时候，我们是很难去互相认同的。

吉娜沉思了一会儿，并且给了一个不确定的回应："也许当布伦达到我们家来玩的时候，我会感觉好一点。"

此时，这个例外的故事还非常弱小并且需要被确认。

"嗯，好的。"调解员慢慢地回应着，"这样的时刻存在过，当她来到你家，你们见面的时候你会感觉好一些，对吗？"

吉娜犹疑着轻声回答："是的，她会很开心这么做，并且一切都很好。"

调解员试着将这个描述和具体时刻的细节场景连起来："您能回忆一下这个场景的细节吗？"

吉娜开始进行具体的回忆。

"那是一个周三，我们家正在举办墨西哥之夜，她过来玩并且跟我们一起看电视。"

调解员试图强调一下这个场景的重要性："嗯……看起来这好像不是一件重大的事，只是在周三的墨西哥之夜一起看了电视，但对你来说好像记忆犹新。"

"嗯，是的，"吉娜说，"感觉就像我们一直都应该这样做。"

这个场景出现了，但是，这个事件发生在很久以前，在她们的母亲生病之前。所以比起最近发生的类似事件，这个事件的重要程度会稍微低一些，于是调解员继续寻找更多类似的事例。

"是否还有其他类似的小事发生呢？那些体现你们之间的理解和认同的事。"

现在吉娜发现好像更容易找到这样的时刻了。

"我想那次我负责葬礼事务安排的时候，她是认同我的。那时只有我们俩坐在那儿，在我们开口跟对方说话之前，先一起哭了起来，然后我们又谈到很多事。那时候感觉我们非常感激互相的陪伴和安慰。"

布伦达也表示赞同。

"对你来说呢，布伦达？那个时刻你会感觉到你们如此亲近，就像亲姐妹应该有的样子吗？"

"嗯，是的。"

"在那一刻你能感到家庭成员之间的联结吗？"

吉娜回应道："她非常感恩，我想她觉得葬礼办得非常完美并且很感谢我所做的安排。"

　　调解员试着从这个场景中激发出更多的意义。

　　"对你来说是什么感觉，布伦达？吉娜做了所有的组织和安排。"

　　"她做了许多这样的事情，而且我从没告诉过她大家都很赞赏她，我非常欣赏她所做的一些事，她就像是家庭成员间的黏合剂，我以前从未这么说过。"

　　吉娜很感动："谢谢，太好了，黏合剂！哦，你太贴心了！"

　　让她们在这一刻沉浸了一会儿，调解员问吉娜："布伦达所说的哪些内容是你喜欢的呢？"

　　"所有的，"吉娜说，"那就是我想要的认同感。"

　　她们之间在这一刻发生的交流就像一个例外事件，现在可以清晰地看到，她们有另外一个关系故事可以共享了，这个故事是存在于由冲突主导的故事之外的。这也许可以进一步深化发展，调解员需要细心地去评估和判断。现在那个围绕着她们的妈妈的遗嘱的问题仍然很突出并且需要解决，但是她们正处于"理解"和"认同"的关系故事中，在这里她们可以有效地交流相互之间的不同意见。冲突事件并没有消失，但是现在有一个更鲜活的相反故事，被讲出来的相反故事的影响可以帮助她们理清什么问题才是她们想要讨论和解决的。

　　如何寻找相反故事呢？往往是从一个双方的冲突入手，并且去追踪这个冲突对他们的影响，任何一个人不喜欢的东西背面一定隐含着她所喜欢的是什么。叙事实践去构建这种对立的故事，从而形成竞争。调解员在听的过程中，听到的是两个故事，并且逐渐将相反故事作为关系的首选故事。这个故事的情节被不断发掘，不断确定其中的要素和一些细节特征，这个故事不断地被充实着，直到它足以被冲突双方认识到它存在的意义。

修复会议中的相反故事

在这一节中，我们将提供一个案例去展示如何发展出一个相反的关系故事，这个案例来自学校环境中的修复会议（restorative conference）。关于会议过程的叙事实践细节描述可以在参考文献中找到（Winslade & Williams, 2012; Winslade & Monk, 2008; Restorative Practices Development Team, 2004）。在这里，我们将重点关注一个相反故事的形成过程。

这是一个被要求去处理冲突事件的会议，冲突事件中的两个主人公是住校的中学生亚伦和西奥，亚伦在学校的操场上攻击了西奥。亚伦比西奥年纪大一些，他一拳击中西奥的头部，把他打倒在地上，然后在他上腹部踢了几脚。学校将这视为非常严重的攻击事件，并且让亚伦停课三天。在这期间成立了修复会议小组去判断亚伦是否有意愿去改善他的行为，如果没有，校长将建议学校董事会开除他的学籍。

参加这个会议的有亚伦、他的妈妈蒂娜和他的祖母弗洛伦萨，以及西奥、他的父亲阿尔伯特和母亲安吉莉卡，还有亚伦的英文老师迈克和他的护理老师劳拉。

会议进行了陈述攻击细节及强调攻击严重性的环节，亚伦没有对学校关于发生事情的陈述提出异议，并且在会议开始之前就表明他愿意为自己的行为做出弥补。

然后会议的调解员在白板上画了一个圆圈，并在下面写到：人不是问题，问题才是问题。并且要求在场的每个人从他们自己的角度去命名问题。每个问题的描述都使用外化命名的方式列在圆圈中间。接下来，圆圈里面写满了："恶性攻击""侵犯问题""帮派暴力""缺少沟通能力""逆反态度""霸凌"和"过激方式"，甚至亚伦称之为"战斗"。

看着这个列表，调解员说："这些名字都是在说问题，现在我想让每个人都来谈论这个问题所带来的一些影响（他用手指着白板），从你个人的角度来看。西奥，这个问题的影响是什么，你是最直接受到影响的人，从你开始谈谈好吗？"

西奥谈到他受伤、医治，以及他回到学校时的恐惧。他的父母支持西奥的观点，并且提到他们对西奥安全的担忧，又补充说，他耽误了学习的时间并且落下了一些课程，他们甚至考虑为他转学去一所私立学校。

这些问题的每一个影响都被记录在白板上那个问题列表的圆圈所发出的射线的末端，每一条射线都对应着一个问题。调解员围绕着这个圆圈记下每个人谈到的这个问题对他或她的影响。例如，亚伦主动说出他可能被学校开除，并且补充道，他不想被学校开除。

在对问题及其影响进行了深入的探索之后，调解员在白板上又画了一个带有射线的圆圈。

然后，他指着第一个圆圈说："所有的问题都列在这了，这些都是严重的问题并且带来了非常严重的影响，但是似乎没有一个问题能够描述出或者让我们认识到一个人或者一个场景的全部。现在，我将邀请各位去思考一下，关于亚伦，你是否知道一些关于他过去的事情，这些事是我们之前所不知道的呢？是否我们只能把注意力放在这个问题故事上？有谁可以给我们讲一个与这个问题无关的亚伦的故事？"

过了一会儿，亚伦的英文老师迈克讲了一个他看到过的场景，亚伦在一个新闻项目小组中完成了自己的工作之后去帮助和领导其他同学完成任务。调解员把这个故事记录在第二个圆圈的一条射线末端。

然后，调解员问道："这个完全不同的故事是否让你了解到亚伦的一些其他方面呢？"

迈克想了一会儿说："当他愿意去做的时候，他就可以负起责任和提供帮助，而不是去制造伤害。”

调解员在第二个圆圈的内部写上“负责任的”和“提供帮助的”。

弗洛伦萨接着发言，她谈到她的爱孙，多年来他是这个家庭的希望和未来，因为他如此聪明、活泼。调解员写下了她说的这些词语，并且要求她所讲的这些故事都要与亚伦的问题故事无关。

弗洛伦萨说他天性善良而并不暴力，这些也被记录在圆圈的内部。

谈话继续围绕着亚伦的一系列故事不断进行，圆圈中不断地记录着的故事让亚伦看起来不再像是个残暴的怪物，而只是一个做了错事、犯了错误的人。甚至西奥的妈妈安吉莉卡说，西奥和亚伦过去在同一个青年社团里，并且他们之前一直相处得很好。圆圈外围射线末端的故事在不断增加，圆圈里记录的积极品质也在不断增加，调解会议上紧张和压抑的气氛在逐渐缓和。

当这些相反故事被描述得越来越详细、越来越清晰，并且每个人都想要去讲一些相关的事，调解员开始转而进入调解过程的下一个阶段。他邀请亚伦看一看这两个圆圈里的内容并且仔细思考一下。

“这两个圆圈中的故事，哪一个是你希望大家未来所认识的你的样子呢？”

亚伦轻轻地笑着立刻指向第二个圆圈，那里记录着一些相反故事的情节要点。

"谢谢。"调解员继续说，"现在我们的任务是列出一个计划，以便让这边的故事逐渐消失，让那边的故事逐渐发展到足够强大，从而让这里的每个人都能看到那边的故事才是亚伦更真实的未来。"

会议上的每个人都会被要求谈论那些有助于发展相反故事的想法，并且要给予受害者一些特权，调解人让西奥和他的父母最先开始，这是非常重要的，受害者的声音必须被放在所有人之前。

"早些时候谈到如何让问题不再影响我们，西奥感到害怕，阿尔伯特和安吉莉卡很担心儿子的安全，我们能做些什么使他们不再害怕和担心呢？"

阿尔伯特有些怀疑这如何实现，因为亚伦和他的伙伴之间这种霸凌的模式已经建立了。

"你要做的第一件事就是为你所做的一切道歉。"阿尔伯特直接对亚伦说。

亚伦看起来有点羞愧，小声地道了歉。

"谢谢亚伦，"调解员温和地说，"阿尔伯特，你如何确认这个道歉是可以信任的呢？"

回答的人是安吉莉卡。

"他应该当着那些看到他攻击西奥的伙伴们的面向西奥道歉，如果他的道歉是真诚的话，需要让那些同伴也看到他的羞愧，并且听到他说道歉。"

"可以吗？亚伦。"调解员问。

亚伦看起来很尴尬，沉默着不知道该说什么。最后，在蒂娜和迈克的帮助下，亚伦同意当着三个好朋友的面给西奥道歉，他的妈妈和英文老师也会在场，他将会在他的朋友们面前再次向西奥道歉并且要求他的朋友们与西奥友好相处，保证西奥不再受到暴力欺凌的侵犯。阿尔伯特不确定亚伦能够做到这些。因此，调解会议决定亚伦需要准备一份关于道歉仪式前他要说的内容的书面声明，然后在道歉仪式时朗读。此外，这份书面声明必须在道歉仪式之前，由阿尔伯特和校长进行提前审查。

调解会议继续对计划中的一些重要事项进行讨论。弗洛伦萨对安吉莉卡说，她对于她外孙所做的事情感到羞愧，她非常理解西奥的家庭在过去两周中的感受，并且提出接下来的两周，她将会在校门口等待亚伦和西奥放学以保证暴力不会再次发生。

亚伦的护理老师劳拉提出，她将在未来的两个月里每周五跟亚伦进行一次谈话，去讨论如何摆脱暴力行为。亚伦很愿意配合，蒂娜也表示赞同，因为她非常担心亚伦会受到周围其他的青少年的影响而沉浸于暴力和战斗的乐趣，她希望学校和护理老师能够帮助他改变这种趋势。

大家讨论中提到一个监测系统能够监测校园中男生之间的关系，蒂娜同意每周与这个系统的顾问进行一次电话沟通以便能够了解亚伦在班里的情况。

最终，所有的成年人说完之后，由西奥做了一个勇敢的发言。西奥告诉亚伦，他都做了哪些错误的事情，为什么自己不想和他做朋友。西奥表示，可以和亚伦交往，但是他只想在不用担心和恐惧受到暴力威胁的情况下和亚伦交往。

亚伦在听到西奥这么说的时候感到非常羞愧和尴尬，但是他都听进去了，眼里含着眼泪重复着向西奥道歉。在会议结束的时候，亚伦的家庭和西奥的家庭相互握手表示和解。

这个调解会议对亚伦产生很大的影响，去完成这些他被分配到的任务是非常难的，对于他来说可能比接受学校的惩罚要更难，但是他努力去做了。

现在的亚伦很难容忍校园暴力，他对他的朋友们说大家应该有更多的耐心和尊重，他们虽然有点不高兴，但也在逐渐适应这个变化。

与前面的调解描述相比，这是完全不同的故事，但是两者在工作中的原则却是一致的。有十二个人在场的调解会议与只面对两个人的调解相比需要更加的结构化，它的结构是围绕着与问题故事相对的相反故事进行的。在所有的案例中，在去解决需要谈判的问题之前，必须要先寻找和建立相反的故事。

此外，在修复会议的语境中，问题故事和相反故事都被融入社群网络中。相比之下，许多司法上和学校的处理过程更多关注事件中的过错方所需要承担的责任和做出的改变，而外化的语言促进了事件各方共同参与构建故事的过程。

虽然亚伦被要求对暴力事件承担起个人责任，依照相反故事的主题去成长和生活，但是他这样做的责任是包含在社区支持中的，这并非全部是他个人的责任。这种刻意强调的表述代表了社会建构主义者的信念，即个人叙事并非完全为个人所有，而是在社会交互过程中被构建的。

冲突指导案例

第三个建立相反故事的案例咨询背景是：17岁的马努，他向学校的辅导员讲述了他在周末所经历的家庭冲突。马努想制止父亲对母亲的身体暴力行为，但是父亲并没有因为马努的制止而停止暴力。马努让母亲赶快跑开，然后和父亲发生了大概一分钟的肢体冲突。

整个冲突的过程持续了几分钟。马努的母亲快速离开去了她姐姐家，马努自己也跑了出来，他非常伤心地沿着大街一直走了大概4个小时。最后当他回到家的时候，他父亲已经睡了。马努仍然怒气未消，他生气地回到自己的房间，用拳头猛击墙壁。他给辅导员看了他手上红肿的瘀伤，似乎有一个手指受伤了。

当他们一起回顾发生了什么的时候，马努仍然为自己努力保护了母亲而骄傲，即使他并不想与父亲发生冲突。他对自己感到很失望，以至于用拳头猛击墙壁，对此辅导员感到好奇和关注。

"我不想感到自己那么疯狂，"马努说，"那样就和我爸爸一样了，我真想把自己的拳头绑起来。"

辅导员认为这个点可以作为一个相反故事的开始，并且询问了更多关于马努对自己感到失望的原因。辅导员帮助马努梳理了这种例外的反应方式的倾向，并且看到了这种关系的价值体系并不是基于身体虐待的倾向。

"这种行为跟你爸爸所做的事情如此相像，你很害怕你会成为他，对吗？"辅导员猜测着问。

"是的。"马努脸上的情绪表示出同意。

"这是可以理解的，"辅导员沉思道，"因为你父亲的行为可能是你了解得最多的一种行为方式，但是，其实你可以选择要不要按照他的方式去做。"

辅导员在非常谨慎地使用着外化语言，她会用"坏榜样"这样的说法，而不是说马努的父亲是个坏人。并且她发现，马努去认同一个好的积极的行为榜样并不难，但让他做到不去复制他父亲的坏榜样是很难的。

"我想知道除了父亲之外，你是否还有其他的榜样可以去学习呢？"

"呃……这是什么意思呢？"马努问。

"你的生活中有没有其他的成年人用不同的方式对待女性，可以作为一个榜样让你去学习呢？"

马努立刻回答："我姨夫。"

"那谈谈你的姨夫吧。"

"他很酷，他有一条船，会带我去打鱼。"

"那么你有没有注意到你的姨夫是如何对待女性的呢？"

接下来长长的对话都是关于马努的姨夫的。马努其实非常细心地观察过他姨夫和小姨之间的关系。在辅导员的鼓励下，他对姨夫的行为进行了一番细致的学习。更多的细节在谈话中不断积累，姨夫的冷静、风度、友善和尊重，甚至当他们遇到不同意见时是如何处理的，马努讲到这些事的时候变得非常活跃。

马努花了很多时间表达着他对小姨和姨夫的羡慕与崇敬。他的姨夫就是那个可以被当作好榜样来塑造自己的模型。他和辅导员一起发展出一个新的、不太一样的建立关系准则的故事，他可以将这个新故事中的关系准则放入他的生活，并且他们将在这方面做一些进一步的工作。

显然，逐步形成的相反故事与马努父亲的暴力行为故事是相对的，我们已然通过相反故事找到了另一种可以发展的关系模式。马努不用放下对父亲的爱，也不需要放弃他挺身而出保护母亲的骄傲，他只是做了个决定，去模仿和遵守那些他所崇拜的行为和价值观。这些从另一个角度印证了叙事理论的假设：多重故事总是并存的。

发展相反故事的原则

以上引用的所有例子中，专业的假设是：只要我们仔细去探寻，这种关系中的相反故事总是存在的。这种核心理念源于生命纯粹的复杂性，即使在开始的时候相反故事可能很难被发现，但是一些小的例外故事总会在冲突之外的某处出现。

冲突调解的从业者们需要时刻保持着一种警醒，那些例外和不一样的时刻总是在不经意间自发出现，我们可以使用双重倾听去发现这样的时刻，如果没有自发出现的话，我们则需要去询问这些时刻是否存在。如果提问之后仍然无法出现，那么我们需要再问一次，或者换一种方式提问，或者到其他的环境再仔细探寻一下。

叙事实践的另一个重要原则是好奇心的运用。好奇心由内向外地揭示出某一时刻的丰富性，并使其与其他时刻相连而激发出一种创造力。关于好奇心，米歇尔·福柯（1989）是这样阐述的：

> 它唤起了关注，唤起了对存在和可能存在的关心；它是一种真正敏锐而又不固定的感觉；试图找到我们周围的不寻常之处；消除

我们对熟悉和被忽略事物的冷漠；抓住当下发生的和正在消失的事的热情；减少对传统理论结构的死板遵循。（p.305）

好奇心使我们生命中那些闪光点重现并且延续它们的存在，使它们存在的时间更长，意义更大，并产生更多的影响。

另外一个原则是对美好故事的美学欣赏。一旦一个相反的故事被发现和认定，我们必须使它成长为一个鲜活、完整的故事，它包含了一系列在时间维度上发生的情节事件。这些事件并非是偶然发生的偶然序列，而是围绕着一定的主题有序地组织起来的。它包含了语境的细节设置，并且和人物的关系、角色相联系，上面提到的好奇心在这里是非常有用的，如果我们想要构建一个符合主题的故事，就意味着我们要努力去探寻下面这些要点：

- 例外故事所代表的历史；
- 决策的顺序，构成单一情节事件的行动和反馈；
- 例外故事体现了什么样的价值观、承诺、希望、梦想或是所重视的原则；
- 这些不一样的行为的意义、价值、重要性和理由是什么；
- 相反故事最恰当的名字。

　　如果所有这些原则被确立，就有可能浮现出一种相反故事和冲突故事之间的关系。一旦出现了某种程度的可行性，它就可以成为解决冲突中问题的可能性和基础，这将是下一章所要讲述的重点。

要点总结

● 生活比单一故事要复杂得多。

● 例外故事始终存在。

● 任何人不喜欢的事都暗示着他们的偏好——他们更喜欢什么。

● 我们可以探寻人们的喜好，或者进入一个他们所喜欢的场景。

● 这种探寻需要坚持不懈和好奇心。

● 可以围绕诸如合作、尊重、理解、和平等关系主题组织冲突故事的相反故事。

● 相反故事总有一个可以追溯的历史，并且建立在可以表达和被珍视的价值观与承诺的基础之上。

● 具有可行性的相反故事应该是一个结构完整、情节丰富的故事。

6
持续的改变

冲突的力量非常强大，它将人们禁锢在问题故事中，使人们无法立刻就转换到一个相反故事里。陷在冲突和不快中的人们往往无法摆脱问题故事的束缚，因为他们坚信自己在冲突中的观点，至少他们认为自己的观点是最优的或是最有利的。对他们而言，解决冲突仿佛是要让他们放弃自己所坚信的真理或是正义的立场，他们害怕如果他们参与调解达成了协议，就会使自己处于一个不利的位置上。在冲突加剧的进程中，人们很容易把对方的观点病理化，还倾向于用语言来美化自己的观点，而将恶意的假设推给对方。

在一些调解和解决冲突的实践中，如果协议或解决方案被勉强接受，那么由于不尊重和不信任，在调解之后协议可能很快会瓦解。面对病理化对方和互相责备的巨大压力，要维护合作和理解的故事是一个很大的挑战。

调解员也可能会被卷入人们在冲突故事中的负能量中，并且以苛责和狭隘的方式去看问题。人们在冲突中经常用无中生有的方式使得调解员看到被病理化和妖魔化的对方。当调解员陷入谴责一方的立场时，他们便失去了保持中立和好奇的能力，也就失去了应对具有挑战性的冲突必不可少的创造力和灵活性。

本章的基本前提是，我们所期待的持续改变总是发生在关系叙事从聚焦单一故事转化为开启多元故事的阶段，冲突叙事中的相反故事是需要通过时间线来呈现和生长的，而不是集中在某一个单一的待解决事件上，它的情节需要被丰富，它的角色发展和主题内容需要被细化描述。

为了实现这一目标，处在冲突中的人们应该以一种更全面、更美好的认同和理解去看对方的动机和目的，而不是采用病态、消极、狭隘和僵化的视角去评判对方。本章的主要目的是阐明调解员如何在冲突各方之间建立一些更加细致入微和相互理解的认知与描述，以及呈现以这种丰富的理解为基础的相反故事的关键作用。要实现这样一种理解，从某种意义上讲，对各方关切的问题以及过程中所形成的不同观点、不同立场，我们要保持一种好奇心。并且这种理解会丰富叙事的情节，使越来越多被忽视的细节不断地显现出来，亨利·沃兹沃斯·朗费罗（Henry Wadsworth Longfellow）曾这样说：

如果我们能够看到敌人的一些鲜为人知的经历，我们便会发现每个人的生活都有很多痛苦和悲伤，这些足以解除我们之间的敌对（2000, p. 797）。

朗费罗指出，通过了解冲突之外的他人的故事可以获得相互理解和尊重，这样做可以弱化人们在冲突局势中采取的防御姿态。这里重申叙事理论的假设，即多重故事一定是存在的。去发掘这些故事情节可以创建一个新的故事来取代他们原有的关系故事，进而不再受冲突故事的支配。

幻想故事

与前面的章节不同，这一章将使用一种新颖的、童话故事的方式来阐述叙事调解的原则。

一个阳光明媚的早上，在一个遥远的地方，有一只大青蛙吞下了地球上所有的水。它看起来很骄傲而且信心满满，它像一座充满水的巨山，蓝绿相间，它的皮肤紧实而透明，它因太重了无法移动，所以只能待在这里，盯着眼前的人和动物。

"我们该怎么办？"生灵们在哭泣，"如果没有河水、溪流和海洋，我们都会死。"

三天来，他们祈祷着、祈求着，让青蛙把水放回来，但是青蛙不为所动。孩子们在哭泣，老人们也很痛苦，沙漠不断蔓延已经接近了地平线，他们必须得做点什么了。（Beaudoin & Taylor, 2009，p.8）

想象你是调解员，想帮助动物和人类解决这个冲突。恐怕你没法保持冷静的、不带感情的立场。你肯定希望在这个棘手的情况下保证既不要给动物们带来伤害，也不要给人们带来痛苦。你可能会想逼迫青蛙把水吐出来，因为这么做的话绝大多数生物就会立刻得救。冲突立刻就会化解，可是这种冲突再次发生的可能性还是会有，因为冲突的根源没有处理。让我们来做个游戏，运用叙事策略处理一下这个冲突，实现可持续的改变。

在任何一个冲突中，冲突中的各方都很容易去做加剧冲突的叙述。双方都会病理化对方，以突显自己的无辜和对方的恶意。这样很容易对青蛙一方进行攻击，因为青蛙的恶意行为似乎很明显。为了防止陷入这种病态的叙述，调解员必须进行一个重要的假定，就是各方的叙述和行为都是从他们自己的感觉出发的。

因此，首要任务是询问和呈现对冲突产生的背景的尊重。保持一个好奇的立场，去探索各方未表达的言论和暗示，去发掘背景文化在调解工作中的影响力量，并且我们要去询问那些未被表达的希望、意图和价值观。调解员可以询问下列问题：

- 你想要实现什么？
- 什么情况促使你采取了这样的行动？
- 什么需求或欲望的满足才能令你觉得满意？
- 你想在这个世界扮演什么样的角色？
- 现在你所采取的行动对你产生了什么样的影响？

调解员了解到，像动物和人类一样，青蛙的情况也并没有多好，□无法正常呼吸、四处走动、吃饭或者做自己喜欢的□如此重的水的负担下，它很有可能被撑死。调解员询□读这样生活。青蛙表示它希望安全地释放这些水，避□人类带来更多的混乱。问题的即刻解决中断了危急□未构成新的叙事。

为了产生一个双方关系的新叙事，调解员还有很多工作需要做。这些工作包括去追溯最初导致冲突的历史并且使用双重倾听了解当时发生了什么。跟踪各方从过去、现在到未来的关注点和价值观的轨迹，开辟一些新的故事线，沿着新的故事线发展才不会导致同样戏剧性的关系对立。这些新的叙事线索可以产生一种正在解决的叙事，而

不是仅仅停留在对危机的厌恶上。调解员邀请动物和人类分享他们的
观点、想法、希望和价值观，并提出以下问题：

- 当正常的生活被青蛙扰乱后，是什么激励你继续生活下去？
- 你正过着怎样的生活，你希望继续过什么样的生活？
- 对于青蛙所造成的问题，你是怎么看的？
- 为了解决这个冲突，你都采取了哪些行动？
- 为了帮助解决这个问题，你能做出的贡献是什么？
- 是什么驱使你去祈求青蛙放水呢？

在这个时刻，我们需要更加丰厚的描述去创造语境中那些可延续
的变化，这个阶段的设定是寻找那些与冲突相反的叙事，创建这样的
叙事要求我们细心地进行双重倾听，并且使用同理心去更多、更细致
地理解青蛙和人类及动物族群之间的关系。

根据青蛙所说，动物和人类多年来一直在污染水源。目前水污染
几乎到了无法忍受的程度，所有生物都濒临灭绝的危险。青蛙表现出
比动物和人类更多的敏感性，许多青蛙的栖息地被污染而无法生活，
许多青蛙生病、死亡。刚出生的青蛙宝宝也因为动物和人类的生活方
式产生的毒素而死亡。然而，所有的青蛙为了中止环境污染而发出的
呼吁和请求都被社会所忽视。因此，作为最后的办法，青蛙只能被迫

采取一些激进的措施来避免即将来临的厄运。

人类也认为他们无意中陷入了无休止的消费欲望，而这些欲望正在迅速耗尽资源。他们知道他们曾经对青蛙的请求置之不理。青蛙的行动引发的这场危机唤醒并鼓励动物和人类参与到污染危机的治理中。人类认为自己陷入了一种积累物质财富的恶性循环，人们通过占有和聚集物质财富来增加自己的价值感。虽然这种对物质财富的追求很难放弃，但人类也越来越理解和同情青蛙族群，因为人们也在思考如何避免遭受和青蛙一样的命运。

然而，在动物界出现了不同的观点，野生动物们指责被驯养的动物与人类串通。还有一些哺乳动物和鸟类指责一些腐食动物正在通过捡食垃圾的方式悄悄从环境污染中受益。同时，一些濒危物种的代表大力呼吁要重视青蛙。对于这场危机，多种不同的观点越来越明确。最后人类和动物得出结论，比起持续积累物质财富，健康、可持续发展的生活方式才是更好的选择，并且开始更加关注青蛙族群。

调解员现在开始提问，将这种初始的叙事细化成为丰厚的故事（鸟类族群特别热衷于支持这个想法）。提问涉及人类和动物族群互相依存的历史及价值观，那些一度被遗忘的关于保护和尊重的价值观被再次提及。

调解员问："你们会采取什么具体行动来体现可持续发展的理念呢？"

在听到一系列答复之后，调解员转向青蛙，问它听了之后感觉有没有什么不同？

"是的，很不同。"青蛙呱呱叫着。

"发生了什么不同呢？"

"这意味着我们可以一起合作，我不必采取极端措施来使得我的困境被关注和解决。"

互相依存的理念开始逐渐形成，除此之外，各方都表示有兴趣与调解员和对方一起研究保护环境的行动方针，并且提供资源来维护对方的权益。目前双方已经达成了对另一方行为动机的理解，调解工作正处于非常有利的局势，这是提出解决方案的良好时机，通过计划和行动达成和解，解决冲突。

只有在尊重和理解的基础上叙事，才有可能得到一个合作与协商的真正契机。强制达成协议很容易使旧的行为重蹈覆辙，或是将冲突归因于他人的病态和恶意。最后，调解员提出共同拟订所有人类和动物都可以遵守的宪法并记录会议中达成的理解和共识。

我们希望这个隐喻故事所体现的重要叙事原则能够支撑那些用来应对挑战性冲突的替代故事，以下是这个故事中提到的一些叙事原则：

● 一些人采取极端的行为往往是出于他内心的担忧和恐惧，如果进一步去询问往往会激起愤怒的防御；

● 对冲突各方的目的、希望、行为以及明确表达或暗示保持好奇；

● 对所有想法、表达、行动进行双重倾听，为相互理解、同情、尊重与和解的叙事提供基础；

● 注意背景文化叙事对冲突中各方立场的影响，而不是用狭隘的单一叙事来描述冲突；

● 外化冲突并去谈论冲突对人（和动物）的影响；

● 对发生的事件进行更加丰富、细致和多角度的理解；

● 重点关注冲突中各方的关系故事在不同版本里的差异，并且呈现那个包含更多理解、合作和尊重的新生版本；

● 询问相反故事的历史，加强冲突各方对解决方案的承诺；

● 对特殊关系故事中行为背后的价值观、承诺、原则和那些珍贵的意图保持好奇；

● 对冲突中各方的价值观、承诺、原则和那些珍贵的意图保持好奇，并去描述和说明符合这些主题的具体故事细节；

● 记录调解对话的过程以供将来参考。

在本章的其余部分，我们将讨论一些具体的实践，这些实践有助于建立和拓展不同方向的叙事，在占主导地位的冲突故事中建立相反的未来故事。

在离婚调解中维持非冲突的故事

有一个非常普遍的现象，那些有孩子的离婚夫妇之间的冲突往往是对孩子的养育方式的争执。离婚，通常是由于配偶之间的关系破裂，然而这种关系破裂的后果也会影响孩子。

在我们出版的第一本关于叙事调解的书（Winslade & Monk，2000）中，我们发表了一些年龄较大儿童的评论，这些评论清楚地表达他们希望父母不要让他们参与成年人冲突的愿望。只有当父母真正地去设法保护孩子时，才能使他们避免和父母一起经历痛苦的遭遇，使他们免受家庭破裂所造成的不幸（Emery，1995）。

从某种意义上讲，配偶之间的冲突对子女会产生很大的不良影响，因为配偶和父母的身份是密切相关并有些重叠的。然而，夫妻关系和作为合作伙伴去养育孩子的关系仍然有重要的区别。在离婚之前，这种区别并不重要，但在离婚之后这两种关系的区别变得至关重要（特别是对于儿童的福祉）。离婚的关键转变之一是育儿与共同生活的分离。其实在大多数情况下，与配偶的伴侣关系的结束，不应该意味着父母身份的结束。离婚的双方仍然是孩子的父母，尽管他们不再在一起生活。

然而，许多人受困于婚变，他们因冲突而感到沮丧和痛苦，在孩子面前不停地争论。有些父亲推卸他们做父亲的责任，将养育孩子的责任完全推给妻子；有些女性则紧守在孩子身边，反对孩子与父亲的亲密关系；有的夫妻互相责备他们以前的配偶作为父母的一举一动，或者憎恶前夫作为父亲的身份和愿望。

遇到这种情况的时候，我们在调解过程中可以帮助离婚夫妇将他们作为生活伴侣的关系叙事与他们为人父母的关系叙事区分开来。这种区分基于一个基本的叙事原则，就是我们的生活故事是多元的。这个观点的延伸就是我们的关系也是多元的关系叙事，并不像很多人所认为的那样，我们只有一个关系叙事。我们的关系叙事可以是伴侣，也可以同时是孩子的父母。有时候共同扮演父母角色是一对夫妇关系叙事的主导故事，有时候作为亲密伴侣的关系叙事出现问题而无法继续，但他们仍然可以继续共同扮演父母角色的关系叙事。

一旦有了这种关系叙事的区分，冲突调解中的例外故事就可以基于并限定在作为父母角色的关系叙事中。伴侣关系的冲突可以被外化，并且提问的关注点可以放在降低伴侣关系中冲突故事（而不是其中的某个人）所带来的影响上。这样的做法，可以确保即使父母角色的关系叙事发生变化，但不会像伴侣关系叙事那样由于冲突而导致决裂。

以下有一些建议是关于建立这种关系叙事区分的提问线索：

● 我想你们是想离婚结束伴侣关系，但并不是打算离婚后跟孩子也断绝关系，对吗？可以谈谈为什么吗？你们是否愿意去共同承担孩子父母的角色？

● 你们都希望保护孩子免受你们伴侣关系破裂的影响吗？

● 你是否注意到你们伴侣关系上的冲突正在干扰你们作为父母角色的彼此合作？

● 你如何努力将你们的孩子从你们伴侣关系的冲突中拯救出来，而不受冲突的威胁呢？

● 谈论的话题仅仅限定于你们的父母角色关系中，而不涉及伴侣关系。尽管你们在伴侣关系上有冲突，但是从孩子的利益出发，你认为哪些话题对你来说是重要的呢？

● 你可以设想一下，你们分开之后是否还要一起做孩子的父母？

● 全面评估你们作为父母角色的合作，如果10分是最好的合作，你们会打几分？

● 如果你们由于伴侣关系的结束而遇到一些困难的挑战，你们打算怎么去做才能得到一个5分呢？

道歉的角色在持续转变中的作用

道歉对于相反故事的发展显然非常重要，道歉可以恢复受损的名誉，也可以重建一个人的身份认同。在冲突中，通常我们会等待伤害或羞辱了我们的对方来道歉，我们希望收到这样一个道歉，能够使我们原谅这个人，放下不好的感觉继续生活。

如果没有这样的道歉，我们便很容易认定那些伤害我们的人是病态的，合作的对话关系很容易因为一个误解的行为或话语而中断，迅速变成攻击性的指责。此时偏激的结论、片面的归因和排斥关系的决定将被体现得淋漓尽致，这里有一些例子：

- 他是如此粗鲁和暴虐！我再也不会和他一起做任何事了！
- 我假装跟我的同事关系很好，但我尽可能地回避她，因为我永远不会原谅她的所作所为！
- 当我听到他们在我背后议论我的时候，我感到被羞辱了，我无法说什么，但我感到很恶心！
- 我们虽然还在同一个团队工作，但我再也不会自由地分享我的创意了，这是他们的损失！
- 她没有明白我的意思，我恨她，当她走进房间时，我沉浸在仇恨中。

面对这样的说法，调解对话的任务已不仅仅是承认已经产生的伤害，还要使这些陈述是基于客观事实的，它们与一些特殊事件的关系叙事相关。然而，多元的故事线一定是存在的，我们可以去激活或启动它们。

一旦相反故事有了突破口，经常会是双方都为他们在冲突中所说的话和所做的事情道歉。在另外一些情况中，有些人可能不太愿意道歉，他们害怕如果道歉将会承担更多的责任，但他们至少会表示有意愿由衷地承认对方在冲突中所受到的伤害，这种姿态就是冲突故事语境中的例外故事。

然而，道歉或对对方诚恳的姿态也会造成一种困境。道歉真诚吗？或许只是个语言形式？是为了给冲突降温的一种冷嘲热讽的试探吗？还是真诚地想在新的氛围中建立新的关系？这是否是一个标志性的重大转变，还是只是一种必要的形式上的空话？道歉应该被接受吗？或者是否意味着接受了就应该立即原谅对方？如果我接受了这个道歉是否说明我很天真？

主流的犹太—基督教话语强调了道歉的重要性，并对道歉的接受者施加一种压力，即如果对方道歉，则应该接受对方的道歉并原谅他。对于道歉的行为，教义许诺人们在道歉后，要从消极的想法里解放出来，否则这些消极的想法会使人们沉湎于愤怒而一直生活在苦难中；对于道歉者的许诺是，道歉可以使人摆脱思想负担，重获自由，否则这些思想负担会渗透到人的生活中，使人的生活沉重而苦涩；对于宽恕者也被许诺，原谅别人会使人重获自由而不再受怨恨的影响，并且开启了重新开始生活的可能性。同时教义许诺，如果人们不愿意放下过去，心怀怨恨，则会被不断增长的仇恨、恐惧和焦虑吞没。

如果我们以叙事的方式思考，那么围绕道歉和宽恕的困境就会减轻许多。人们通常认为，道歉应该是一个冲突故事的结尾，但叙事实践理论认为道歉（或者诚恳的姿态）可能是一个相反故事的开始而不是冲突故事的结局。然而，这个只有一个单一情节事件的故事本身并不足以支持哪怕是十分之一的信任，为了可以成为一个值得信赖的真实故事，它需要与该故事中的其他情节事件相关联，叙述需要丰满和充实。特别是，道歉的话语需要与对应的行动相连，叙事冲突调解员可能会问一些关于道歉的问题。例如：

- 本着道歉的精神，你有哪些新的计划？
- 你需要看到哪些事情的发生，才能确信他的道歉是真诚的？
- 你们打算做点什么令这个道歉看起来不像是一句空话？

在这些问题中，都有一个假定的原则，道歉的故事需要被不断地丰富和细化，这些细化从道歉这个特别的角度，开始不断地与其他的情节和修复关系的故事相连接。下面我们通过一个故事来说明这个原则。

新任校长阿丽克夏·夏普乐斯邀请了一位有才华的老师道格·拉斯基，在他们中学推行一个恢复性纪律项目。这所学校的停学和开除率很高。阿丽克夏·夏普乐斯校长发展的创新学校和社区活动在周边学校中享有良好声誉，并且道格·拉斯基在学校应用叙事解决恢复性纪律工作方面经验丰富。

道格老师带领的小团队与阿丽克夏校长进行了一系列富有成效的会议。会议建立了高度的尊重和协作意愿，会议成员对阿丽克夏愿意推动创新纪律模式的工作表示赞赏。当地的私人慈善机构甚至出面为学校的恢复性纪律项目提供资金。捐助者规定这笔充足的资金在未来几个月内必须用于该项目。

不久之后，阿丽克夏校长受累于学校繁杂的行政事务，恢复性纪律项目的实际工作暂时搁置。她因自己在学校的变革饱受批评，同时，一些工作人员也在抵制她所提出的新要求。

但此时，道格老师已经投入了大量的时间计划和发展恢复性纪律项目，他和他的团队现在不得不坐下来等待阿丽克夏的进展。道格老师因为资金截止日期即将临近而感到非常沮丧。道格在向团队成员们解释这个拖延的状况时说，阿丽克夏校长由于陷入了繁杂的学校行政事务而分心。同时道格觉得恢复性纪律项目可能无法进行了。

道格与阿丽克夏之间的关系恶化，阿丽克夏没有回应道格打来的关于召开会议的电话。道格听同事说阿丽克夏正在等待道格组织团队。他们由于成见而互不交谈。

阿丽克夏听说道格在社区里批评她，阿丽克夏觉得自己被冒犯、被指责，因而要停掉这个项目。道格听到这个消息感到很震惊，他觉得自己没有做错什么，也确信自己没有在社区里批评过阿丽克夏。阿丽克夏和道格处于对立状态，项目被搁置了，善意看起来荡然无存，并且这个项目可能会失去慈善资金的支持。

通过叙事的视角，我们可以看到合作、信任、尊重的关系叙事正在被另一种冲突关系的叙事所淹没。项目停滞，冲突对每个人都有影响。团队成员之间失去信任，沟通合作正在减少，不尊重的敌意却在增长。阿丽克夏觉得负面的八卦传闻破坏了她的良好声誉。道格感到被误解，他说过的话被误读，导致现在负面的指责全都指向他。

冲突中的关键点是重视身份的承诺，并关注阿丽克夏和道格所重视的在别人眼中的声誉。身份承诺和声誉往往紧密地交织在冲突形成的叙事中。当这些被重视的东西遭到破坏时，要维持一个和谐的故事已经相当困难了，再要求双方在创造性的工作中进行合作几乎是不可能的。所以需要做出一些转变，使阿丽克夏和道格重新获得声誉和身份承诺。

道格从一位值得信赖的同事那里得到冲突解决的指导，他认识到要使项目再次启动需要解决双方关系受损的问题。道格希望相互的善意、团队合作精神和协作意愿能够回归，并开始考虑他能做些什么。他决定先面对和处理自己的痛苦，然后努力修复关系。道格准备承认在这个过程中他的角色给阿丽克夏造成了负面的影响。在调解员的帮助下他们进行了会面，道格说："很明显我做了一些伤害你的事情，但那并不是我的初衷。我承认，我无意中对别人说了一些话，没有注意到自己用词不妥，看起来这些说法是把责任归咎于你，但这并不是我的本意，并且我为此感到沮丧。现在，我明白虽然我本意并不是这样的，但这对你已经造成了伤害，并且干扰了你正在进行的管理工作，我非常遗憾这一切已经无法挽回了，不过我还是想试试看，我们能否从长计议、不计前嫌，在这个项目上继续合作。"

阿丽克夏出席了会面，她对道格的话语感到惊讶和感动。此刻她看到自己可以有一个选择，就是继续沉浸在被伤害的感受中，对道格的话作出防御的反应。阿丽克夏觉察并思考了一分钟自己的这个想法，然后提醒自己：我和道格一直在建立一种合作的关系，并且意识到自己是学校的领导人，在这种情况下，一个好的学校领导人会怎么做呢？

阿丽克夏最终说出："谢谢你，道格。我很欣赏你所做的一切。我对发生的事情感到不安，并且听了你的话觉得惭愧。我非常感激你提到对自己所说的话感到后悔。但你是对的，我们不能倒转时间，伤害已经发生了，幸好这不是无法修复的损失。我也得承认我没有按照我所设想的方式处理好这些工作，也许在没有跟你进行讨论的情况下我推进得太快了。并且我不得不承认我也做了一些令人沮丧的拖延，也没有跟你仔细解释。我很抱歉，所有这一切都损害了我们在恢复性纪律项目上的合作。我也想放下这一切，如果可以，希望我们能回到从前，继续合作。"

这种交流清楚地展现了如何打开转向相反关系叙事的大门。为了进一步使用这个契机，调解员可以再问阿丽克夏和道格一些问题来加强合作的叙事。具有影响力的问题会追溯过去，并且推动未来叙事向前发展。以下是一些提问示例：

- 道格，在你过去与阿丽克夏的关系中，有什么事使你相信今天采取这样的举动是非常值得的呢？
- 阿丽克夏，在你开口之前停顿的时候，你似乎正在权衡如何选择回应，如果是这样的话，那是什么使你做出现在的选择？
- 现在基于这种新的理解，我们将需要采取哪些具体的行动？
- 冲突所造成的影响都解决了吗，或是还有待解决的问题？
- 还有哪些人需要参与你们正在创建的这个新故事，以及如何邀请他们加入？

叙事书信的书写

本节的目标是说明如何记录冲突调解情况并将此类文件提交给有关各方的叙事实践方法（White & Epston，1990; Winslade & Monk，2000）。调解中常见的做法是用书面和解协议作为冲突调解的结束，但是叙事实践的目的不仅在于冲突的解决，它还关注持续地生成一个相反故事的叙事。这个故事所包含和记录的内容比最终和解协议中包含的内容更多、更丰富。以下是家庭冲突调解的两次会面之间的记录信件，记录的内容是第一次会面的进展情况，并期待随后的会面。这个例子是一封由一名进行叙事冲突调解的学生西蒙·埃弗林顿（Simon Everington）写的信。

亲爱的汉娜和蒂姆：

在我们下次见面之前，我想写信给你们，信中概述了我们上次会面所谈论的内容，以及所取得的成果和未完成的内容。

一系列令人关注的冲突性事件使你们决定分开生活。你们的关系令人感到焦虑，特别是对贫穷的恐惧和对劳拉（他们女儿）的幸福的担心，更加重了这种焦虑。

然而，你们都表达了对彼此的钦佩和尊重。直到最近，你们在一起都非常开心。汉娜，你说你只想忘记一切，再次生活在一个幸福的家庭中。蒂姆，你对这是否可能有一些疑虑，但你对"进行没有问题的互动"表达了强烈的愿望。

汉娜，你告诉了我们，这个由于内疚感而导致的争吵是如何发生的，以及你对蒂姆、劳拉和你母亲及兄弟姐妹的承诺。这些担忧使你远离他们，再加上你很担心劳拉的幸福，这使你很难和蒂姆沟通。

蒂姆，你解释了为何这些争吵使你感到如此失望。你不仅想要回到从前，而且想要两个家庭的成员相互之间更加尊重，你们希望大家互相接纳，并努力创造出一个充满爱的家庭环境，劳拉可以快乐、安全地长大，而争吵会让这一切事与愿违。

不过，你们都表示希望通过讨论使事情有所改观，你们也提出了关于接下来要怎么做的一些想法：

- 两个家庭的成员都坐在一起，讨论彼此关于如何克服对贫穷的恐惧的感受和观点；
- 汉娜，你已经请求蒂姆再次回到家里；
- 蒂姆，你也赞同汉娜，如果你不再需要为你现在住的地方支付租金，这会省很多钱；
- 你们都同意将花更多的时间陪伴劳拉来照顾她的需要，并且努力修复你们的关系。

我很想知道这些做法可能会产生哪些你们所关心的影响，另外还有一些问题需要你们在下周会面之前思考：

- 这些协议是否意味着你们正在努力重建你们所期望的家庭关系？

- 如何改善家庭关系？如果生活在一起，你们将如何使生活不被曾经影响过你们的"对贫穷的恐惧"再次影响？

- 有没有哪些遗漏的没有提到的事情呢？我们可以在下周讨论。

我期待着下周五的会面，一起谈论你们对这些观点和其他内容的想法。

真诚的西蒙

关于这封信有几个值得注意的点。第一，第二段使用外化的叙事语言将冲突称为"一系列令人关注的冲突性事件"，这样做的效果是可以"增强"叙事语言对双方的影响。

第二，他们之间的一个问题是双方对冲突所产生的影响互相责备对方。这封信也是为了避免双方在会见中出现责备对方的违规行为，在规则被遗忘的时候做一个提醒。

第三，这封信逐字地列出了当事人使用的一些关键词，从而使他们进行更多的反思。

第四，调解员在信中提及与冲突故事形成对比的相反故事的元素。这个故事是通过心理意愿和希望的表达来展现的，它还与一些建议相关，虽然这些建议目前还没有被采纳，但显然正在被当事人思考。这些建议中的每一个细节都可能成为相反故事中的情节，与最初的意愿和希望有着必然的联系。

第五，调解员在信中提出了需要进一步思考的问题，希望各方在下次会面之前仔细考虑。这些问题试图去增加相反故事中可能出现的情节的重要意义，也推动各方进一步思考和发展这些可能出现的情节。

要点总结

● 当调解员陷入冲突各方的指责观点中时，可能会失去中立和好奇的立场，这可能会导致调解员失去解决挑战性冲突所需的创造力和灵活性。

● 相对于冲突故事的相反故事来源于许多非冲突的事件，那些相反故事的情节、角色、主题、故事线需要被不断地发展、丰厚和细化。

● 发展相互尊重和理解的叙事对于维系合作与协商的故事是至关重要的。

● 在敌对环境中强制建立的协议通常会迅速瓦解，病理化对方和互相责备会重蹈覆辙。

● 单一叙事不能展现我们和我们所生活的世界以及周围人的关系，我们的身份和关系都是多方位、多层次的。

● 道歉和原谅是相反故事中的开始或一个情节片段，而不是冲突故事的结局。

● 道歉之后的信任重建必须将道歉与能够支撑它的可信任的事件相连接。简而言之，道歉的话语必须付诸相应的行动才能建立信任。

7
根据目的使用
技术

　　冲突调解工作的核心是所有各方
（包括第三方调解员）在变化发生的过
程中都要有所改变。人们需要用最大的
善意去面对在谈话陷入僵局时所遇到的
纠缠、挫折以及破裂的情况。调解员的
作用不仅是要避免强烈的互相指责，而
且要对冲突中各方关心和理解，使得各
方能够在相互谅解和协商中做出改变。

　　因此，在本书的结尾，我们很有必
要去关注这些改变发生的过程。多年
来，我们深受米勒（Miller）和罗尼克
（Rollnick）（2002）关于动机面询
（motivational interviewing）和叙事调
解理论的影响。在本章中，我们试着去
展现叙事调解与动机面询中提出的一些
概念之间的联系，这些概念可以帮助调
解员思考在冲突情境中如何建立有利于
改变的趋势。

　　米勒和罗尼克认为，改变几乎不会
发生在一个简单的评判或是决定中，而

一定是在以紧张、矛盾和不确定为主的多层次动态过程中出现的。做出改变并不容易，例如，如果我们要做出一个跟以前不太一样的决定，那将意味着我们会失去不做出改变的那些好处。叙事实践者们理解这种复杂性并将其视为开启多元叙事的关键点。

米勒和罗尼克认为，做出改变的动机并不是在个人思考中产生的，而是在与他人的互动中产生的。改变动机的产生依赖于谈话氛围或者是促进对话方向改变的条件。作为社会建构主义者，我们支持这一观点。这里给调解员们介绍一个小窍门，这个窍门也同样适用于其他咨询从业者，谈话的实践技术要求我们能够在特定的时间点去激发转向相反故事的动机，增加开启相反故事的可能性。

很多时候，人们无法接受必要的改变，可能是因为他们无法认识到改变比捍卫冲突故事能获得更多的好处，此时有必要强力地去推动相反的故事。在另一些时候，人们已经开始转向改变和承诺，我们的重点则应放在改变的策略和计划上，此时如果要求他们回去看冲突的影响，可能会激怒他们或使他们感到困惑。因此，我们需要将对话的重点与人们在改变进程中所处的时期联系起来。

普罗查斯卡、迪克门特和诺克罗斯（Prochaska，DiCle-mente and Norcross，1992）将改变发生的过程从逻辑上分解为一系列步骤：预备思考（pre-contemplation），深入思考（contemplation），准备（preparation），行动（action），维护

和收尾（maintenace and termination）。在冲突中的预备思考阶段是人们陷入冲突本身而没有任何想要解决冲突的想法的阶段。深入思考阶段是人们开始关注冲突并正在思考如何采取行动解决冲突的阶段，但只是在思考还没有开始行动。在准备阶段，人们决定优先思考如何解决问题，并与同伴或对方讨论最佳解决方案。一旦人们做出关于最佳解决方案的决定，就会采取行动进入改变发生的阶段。但是，做出改变的热情可能会遇到打击或逐渐消失，因此在维护阶段，我们需要将注意力放在维持和促进正在发生的改变，并将其融入生活中。一旦改变后的状态稳定下来，我们就可以进入收尾阶段，结束改变的过程。

动机面询和叙事实践有很多共同的理论假设。第一，与动机面询一样，叙事调解实践需要根据人们在改变发生阶段所处的进度来进行相应的对话，以便最大限度地提升改变的动力和有效性。第二，叙事冲突调解也强调尊重当事人在改变过程中的进度位置，并承认问题情境的复杂性和难度。第三，叙事实践并不去关注错误的矛头该指向谁，而是理解多重故事存在的必然性。这两种理论都强调人类的包容性和多元性，而不是基于病理学的分析。两者都鼓励从业者采取好奇的立场，重视合作关系，认为人们是自己生活的专家并有权做出自主的选择。

我们现在将改变发生的阶段与特定的叙事实践联系起来，这些实践明显地增加了改变的动机并促进改变发生。

预备思考：在预备思考阶段，人们可能还没有意识到他们正在做的事情是可以改变的。通常他们会非常关注导致问题的根源，他们没有意识到多元叙事存在的可能性。动机面询让各方重新去看那些有助于解决问题的事件。在叙事调解中，则选择与双方进行一次分别的单独会面，这样做的原因是，其中一方可能正在思考如何解决冲突，而另一方仍处于预备思考阶段。单独会面可以使冲突问题有机会浮现，并有机会邀请人们进入讨论解决方案的阶段。

叙事实践使用双重倾听来关注冲突故事。在这个阶段，重要的是不要在人们还没有产生改变的动机之前，过快去讨论解决问题的具体方案，而是要充分地共情矛盾双方，深化他们所面临的困境感，这将更有助于他们充分思考，为进入下一阶段做好准备。

深入思考：在深入思考阶段，调解员和各方之间的互动首先侧重于探索冲突的故事。人们可能陷于二元对立的冲突中——逐步升级和解决。一方面，一个人可能会被困在主流叙事中，在这个叙事中，她的角色是善良被动的，她陷入了别人导致的问题。她认为，只有当对方为他所造成的问题负责时，情况才会有所改善。另一方面，她正在更多地看到影响冲突的多元叙事，并且正在逐渐接受采取新行动的想法。只有在重新看到冲突所造成的损失之后，采取新行动的动机才会增强，并且越来越不能容忍冲突继续扩大。

外化对话促进了深入思考的过程，因为它将冲突外化到双方的中间地带，而不在对方的身上。此时大家可以正视冲突而不是指责对方。同时，双方当事人将从病理化地攻击对方和双方破裂的关系中摆脱出来，共同去关注和定位问题。叙事实践技术中的绘制冲突影响地图可以增强人们改变的意愿，尤其是当对话进程表明，我们可以减少冲突的影响而不是再去扩大它们，我们可以有所选择的时候，人们通常愿意牺牲一些他们已经拥有的东西去换取那些可能会拥有的更多的、未知的可能性。此外，一方对于用满足另一方很多要求的方式去解决冲突的做法的愤怒，足以使一切前功尽弃，人们的改变只可能发生在当双方都觉得改变的好处比不改变要多的时候。

在叙事冲突调解中，深入思考的过程要求各方评估冲突及其影响。"这一切对你来说是否可以接受？"这种直接询问有助于解决选择困境，我们既可以选择让冲突继续蔓延，也可以试试向着解决冲突的方向发展。当人们表示更倾向于选择解决冲突的行动方案时，他们便跨入了新的阶段，进入准备阶段。此时调解员的关注点发生了变化，不再继续探索冲突故事，而是侧重于寻找策略。人们可能会被邀请讨论并回答这个问题："为什么你更倾向于解决问题？"回答这个问题会将人们带入下一个阶段：探索相反的故事。

普罗查斯卡等人（1992）在讨论改变的阶段时，这样阐述了准备阶段：准备阶段是在人们采取改变的行动之前，为下一阶段的改变行动讨论策略的阶段。在叙事实践中，这两个阶段之间是来回穿插的。这里的基本假设是，如果改变行动的策略在当事人过去的生活或人际关系中曾经发生或存在过，那么行动的效果会更好。因此调解员会从当事人的生活中寻找那些已经发生过的例外故事，并试图将这些例外发展成一种能将人们带入行动阶段的叙事。在这个阶段，使用双重倾听能够发现那些相反的故事情节及态度。当事人被问到，那些例外故事在他们的生活中已经或将会产生什么样的影响？这样的提问增加了当事人采取行动的意向性和可能性。正如在动机面询中一样，随着相反故事的比重不断增加，人们会更加坚定地向前推进新的故事，由此进入行动阶段。

行动：冲突调解的行动阶段，各方开始相互理解，并就如何向前推动解决冲突的方案达成协议。这是调解过程中比较脆弱的一个阶段，因为人们互相承诺可以合作的相反叙事还很脆弱，仍然很容易被潜在的冲突叙事所淹没。当承诺得到贯彻和忠实地遵守时，才会取得进一步的进展。每一个新的相反的生活故事都会加强合作的叙事，因此普罗查斯卡和他的同事们将维护或"保持"阶段称为开启新的关系叙事的阶段。

维护：在维护阶段，新出现的相反故事与冲突故事一样占据了一席之地，人们会直接或间接地受到新故事的影响，这可以增强人们解决之前冲突的决心。然而如果双方都不愿接受这些新的变化，那么他们又可能结成新的联盟一起去反对并破坏新的故事。在旧冲突和新问题的共同力量作用下，达成的协议可能很快瓦解，合作的叙事难以持续。

复发：在动机面询中，旧的习惯和行为再次出现，这样的情况被称为复发（relapse），复发表示在改变过程的周期中返回到早期阶段，通常是返回到深入思考阶段。然而，复发出现在改变过程中的任何阶段都是正常的，有时在新的改变确立之前人们往往会经历三四次复发的过程。在叙事冲突调解中，我们没有对复发做出规范性的预测，即人们都会经历多次循环往复的"合作—反悔—再合作"的过程，我们必须承认问题关系的故事往往会重复出现，复发的阶段是整个改变过程的必经阶段。

一个有经验的叙事实践者对于刚建立的相反故事的脆弱性和充满冲突的问题故事的强大力量，以及文化语境对人的影响是有理性的客观认识的，因此制订计划必须考虑冲突复发的可能性。当双方能够达成谅解和协议时，调解员才会将双方的关注点从努力达成希望改变的意愿转移到共同寻找能够求同存异的解决方案上。此时提问的方向也发生了变化，问题更加聚焦于维护新的叙事，下面举几个例子：

- 可能出现什么问题，你会怎么处理它？
- 如果冲突复发，你会采取什么策略去维护你们刚刚达成的谅解？

● 当新的挑战摆在你们面前时，你觉得过去有哪些记忆是值得回忆的？

● 当事情陷入困境时，你将如何避免重新陷入旧的冲突？

本章再次强调了前几章所述的，在叙事实践中对于好的时间点的把握跟技术一样重要，把握人们正处在改变发生过程中的哪个阶段至关重要。在整个过程中的某些时间点，带着好奇心提问来探索冲突故事是非常重要的；在另外一些时间点，双重倾听对于展开一个相反的故事是很有帮助的。人们开始进入更多的理解和合作阶段之后，关注点会发生变化，回头去探索以前的冲突故事就没有意义了，此时调解员需要去探寻那些可以维护和丰富相反故事的元素。

在本书的结尾，我们希望您将对如何进行叙事调解实践有所了解。为此，我们在书中解释了事件背后的意义的理念，提供了有效的提问线索的建议，并列出了许多适用于冲突指导、会议和调解的叙事地图。我们希望接受调解的人们能够体验到被尊重和开启多元叙事的益处，我们也希望调解员们能将这些灵感和想法应用于多个领域，比如学校、组织、社区、家庭和医疗领域。

参考文献

Beaudoin, M-N., & Taylor, M. (2009). *Responding to the culture of bullying and disrespect* (2nd Ed.). Thousand Oaks, CA: Corwin Press.

Berger, P. L., & Luckmann, T. (1966). *The social construction of reality: A treatise in the sociology of knowledge.* Garden City, NY: Anchor Books.

Bruner, J. (1986). *Actual minds, possible worlds.* Cambridge, MA: Harvard University Press.

Burr, V. (2003). *Social Constructionism* (2nd Ed.). London, UK: Routledge.

Cobb, S. (1993). Empowerment and mediation—A narrative perspective. *Negotiation Journal, 9,* 245-259.

Cobb, S. (2012). *Speaking of violence: The poetics and politics of narrative dynamics in conflict resolution.* New York, NY:

Oxford University Press.

Davies, B., & Harré, R. (1990). Positioning: The discursive production of selves. *Journal for the Theory of Social Behavior, 20*, 43–63.

Deleuze, G. (1988). *Foucault* (S. Hand, Trans.). Minneapolis, MN: University of Minnesota Press.

Deleuze, G. (1995). *Negotiations* (M. Joughin, Trans.). New York, NY: Columbia University Press.

Deleuze, G., & Guattari, F. (1994). *What is philosophy*? (H. Tomlinson, & G. Burchell, Trans.). New York, NY: Columbia University Press.

Emery, R.E. (1995). Divorce mediation: Negotiating agreements and renegotiating relationships. *Family Relations, 44*, 377-383.

Fisher, R., Ury, W., & Patton, B. (2011). *Getting to yes*: *Negotiating agreement without giving in* (Revised Ed.). London, UK: Penguin.

Foucault, M. (1972). *The order of things: An archaeology of the human sciences*. New York, NY: Pantheon.

Foucault, M. (1978). *The history of sexuality: An introduction: Vol. 1* (R. Hurley, Trans.). New York, NY: Vintage Books.

Foucault, M. (1980). *Power/knowledge: Selected interviews and other writings*. New York, NY: Pantheon Books.

Foucault, M. (1982). Afterword: the subject and power. In H. Dreyfus, & P. Rabinow (Eds.), *Michel Foucault: Beyond Structuralism and Hermeneutics* (Pp. 199–226). Brighton, U.K.: Harvester Press.

Foucault, M. (1989). *Foucault live (Interviews 1966/84)*. (S. Lotringer, Ed. J. Johnston, Trans.). New York, NY: Semiotext.

Foucault, M. (2000). *Power: Essential works of Foucault, 1954–1984* (Vol. 3). (J. Faubion, Ed. R. Hurley, Trans.). New York, NY: New Press.

Geertz, C. (1983). *Local knowledge: Further essays in interpretive anthropology*. New York, NY: Basic Books.

Gergen, K. (2009). *An Invitation to Social Construction* (2nd Ed.). Thousand Oaks, CA: Sage.

Gougaud, H. (2000). *Contes du Pacifique*. Paris, France: Seuil.

Hedtke, L., & Winslade, J. (2004). *Re-membering lives: Conversations with the dying and the bereaved*. Amityville, NY: Baywood Publishing.

Kohn, L.T., Corrigan, J. M., & Donaldson, M. S. (2000). *To err is human: Building a safer Health System Committee on quality of health care in America.*

Washington, DC: Institute of Medicine / National Academy Press.

Longfellow, H. W. (2000). Table-talk. In *Henry Wadsworth Longfellow: Po-*

ems and other writings (J.D. McLatchy, Ed.) (pp. 796-799). New York, NY: Library of America.

Lyotard, J-F. (1984). The postmodern condition: A report on knowledge (G. Bennington, & B. Massumi, Trans.). Minneapolis, MN: University of Minnesota Press.

Miller, W. R., & Rollnick, S. (2002). Motivational interviewing (2nd Ed.). New York, NY: The Guilford Press.

Monk, G., Winslade, J., & Sinclair, S. (2008). New horizons in multicultural counseling. Thousand Oaks, CA: Sage.

Moore, C. (1996). The mediation process: Practical strategies for resolving conflict. San Francisco, CA: Jossey Bass.

Morgan, A. (2000). What is narrative therapy? An easy-to-read introduction. Adelaide, AU: Dulwich Centre Publications.

Nelson, H. L. (2001). Damaged identities; Narrative repair. London, U.K.: Cornell University Press.

Pearce, W. B. (2007). Making social worlds: A communication perspective. Malden, MA: Blackwell.

Prochaska, J.O., DiClemente, C.C., & Norcross, J.C. (1992). In search of how people change. Applications to addictive behaviors. American Psy-

chologist, 47, 1102-1114.

Restorative Practices Development Team. (2004). *Restorative practices in schools: A resource*. Hamilton, New Zealand: School of Education, University of Waikato.

Westmark, T., Offenberg, L., & Nissen, D. (2011). *Explorations: An E-Journal of narrative practice, 2011*, 21-35.

White, M. (1989). The externalisation of the problem and the re-authoring of relationships. In M. White, *Selected papers* (pp. 3-21). Adelaide, South Australia: Dulwich Centre.

White, M. (2000). Re-engaging with history: The absent but implicit. In M. White, *Reflections on narrative practice: Essays & interviews*. Adelaide, Australia: Dulwich Centre Publications.

White, M. (2007). *Maps of narrative practice*. New York, NY: Norton.

White, M., & Epston, D. (1990). *Narrative means to therapeutic ends*. New York, NY: Norton.

Winslade, J., & Monk, G. (2000). *Narrative mediation: A new approach to conflict resolution*. San Francisco, CA: Jossey Bass.

Winslade, J., & Monk, G. (2008). *Practicing narrative mediation: Loosening the grip of conflict*. San Francisco, CA: Jossey Bass.

Winslade, J., & Williams, M. (2012). *Safe and peaceful schools: Addressing conflict and eliminating violence.* Thousand Oaks, CA: Corwin Press.

Wu, A. W. (2007). Medical error: the second victim. The doctor who makes the mistake needs help too. *British Medical Journal, 320,* 726-727.

作者简介

杰拉尔德·蒙克（Gerald Monk）

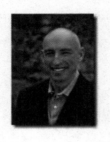

　　杰拉尔德·蒙克，博士，圣地亚哥州立大学心理咨询中心和学校心理学系教授，陶斯研究所助理，获得加州婚姻家庭治疗师职业认证。他是医疗信息和冲突转化中心的创办人、培训师和顾问，致力于解决因医疗失误引发的高风险冲突。在其定居美国之前，杰拉尔德·蒙克在新西兰做了15年的心理咨询和冲突调解工作。杰拉尔德·蒙克热衷于推广建构主义理论和叙事冲突调解的应用，在北美、欧洲、东南亚和中东地区开设了多个工作坊，并获得了弗莱德·汉森·格兰特和平研究基金（Fred Hansen Grant for Peace Studies）的认证，在塞浦路斯开设叙事冲突调解工作坊。

　　杰拉尔德·蒙克博士与他人合著了大量的文章和书籍，它们被翻译成多种语言。例如：《实践中的叙事疗法：希望的考古学》（*Narrative Therapy in Practice: The Archaeology of Hope*, 1997），《叙事调解：一种解决冲突的新方法》（*Narrative Mediation*:

A New Approach to Conflict Resolution, 2000），《多元文化咨询的新视野》（*New Horizons in Multicultural Counseling*, 2008）和《实践叙事调解：撼动冲突的控制》（*Practicing Narrative Mediation: Loosening the Grip of Conflict*, 2008）。

约翰·温斯莱德（John Winslade）

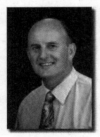

约翰·温斯莱德，博士，陶斯研究所助理，加州州立大学圣贝纳迪诺分校（CSUSB）教授，教授心理咨询课程，是CSUSB教育学院的副院长。在此之前他作为兼职教授在新西兰汉密尔顿的怀卡托大学工作了10年。

他是丹麦Dispuk研究所和加拿大沃特卢大学康拉德·格雷贝尔学院（Conrad Grebel College）教学项目的定期教学人，还曾被邀请到加州州立大学多明格兹山分校进行校园冲突调解工作。

约翰·温斯莱德是9本关于叙事治疗、叙事调解和多元文化咨询的书籍的合著者，撰写了其中的许多内容和章节。他的作品已被翻译成日语、韩语、汉语、俄语、西班牙语、德语和丹麦语等多种语言。

他拥有担任学校辅导员、青年工作者、家庭治疗师和调解员的相关经历。他还是一位经验丰富的演讲者，曾在北美、欧洲、亚洲和澳大利亚等地区教授叙事治疗和冲突调解课程。

图书在版编目（CIP）数据

叙事调解：用故事化解冲突 /(美) 杰拉尔德·蒙克（Gerald Monk），（美）约翰·温斯莱德（John Winslade）著；李明，元雪晴，曹杏娥译. ——重庆：重庆大学出版社，2020.6
（鹿鸣心理，心理咨询师系列）
书名原文：When stories clash: addressing conflict with narrative meditation
ISBN 978-7-5689-2107-7

Ⅰ.①叙… Ⅱ.①杰… ②约…③李…④元…⑤曹… Ⅲ.①精神疗法 Ⅳ.①R749.055

中国版本图书馆CIP数据核字（2020）第067098号

叙事调解：用故事化解冲突
XUSHI TIAOJIE: YONG GUSHI HUAJIE CHONGTU

[美]杰拉尔德·蒙克 约翰·温斯莱德 著
李 明 元雪晴 曹杏娥 译
鹿鸣心理策划人：王 斌

责任编辑：敬 京 庄婧卿
封面设计：黄 浩
责任校对：刘志刚
责任印制：赵 晟
*
重庆大学出版社出版发行
出版人：饶帮华
社址：重庆市沙坪坝区大学城西路 21 号
邮编：401331
电话：（023）88617190 88617185（中小学）
传真：（023）88617186 88617166
网址：http://www.cqup.com.cn
邮箱：fxk@cqup.com.cn（营销中心）
全国新华书店经销
印刷：重庆共创印务有限公司
*
开本：890mm×1240mm 1/16 印张：4.5 字数：92 千
2020 年 6 月第 1 版 2020 年 6 月第 1 次印刷
ISBN 978-7-5689-2107-7 定价：39.00 元

When Stories Clash: Addressing Conflict with
Narrative Meditation
by Gerald Monk and John Winslade
Chinese language translation rights granted by
the English language publisher, Taos
Institute Publications.
First published by Taos Institute Publications.
Copyrights © 2012.www.taosinstitute.net
版贸核渝字（2018）第231号